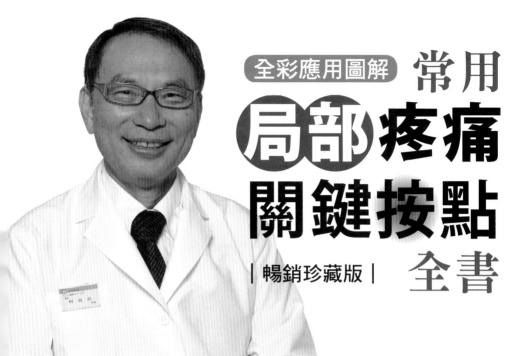

全彩應用圖解 **常用**

局部疼痛

關鍵按點

| 暢銷珍藏版 |　**全書**

遠絡療法創始人　**柯尚志** ◎著

h₂O 原水文化

【全彩應用圖解】

常用局部疼痛關鍵按點全書

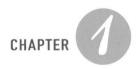

CHAPTER

按壓2點，改善80%以上的疼痛

【全彩圖解】71個局部疼痛按點解說

頭部

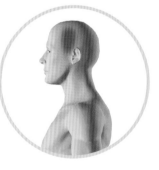

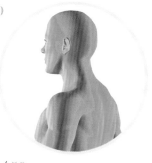

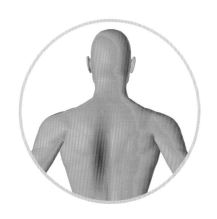

目錄

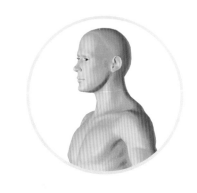

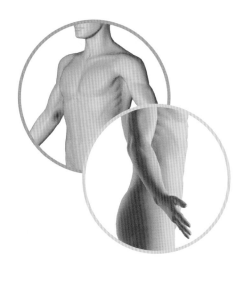

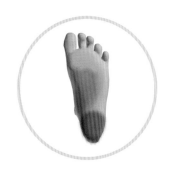

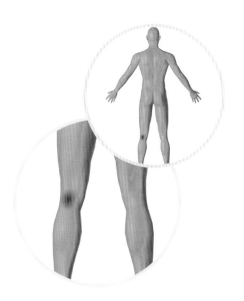

CHAPTER ②

9位中西醫師學習遠絡的感動分享

【推薦序】汪志雄（台北國泰綜合醫院麻醉科主任）

能幫助病人從病痛中
恢復健康的全人醫療

　　自 2005 年底參與遠絡醫學的學習與臨床應用已近 10 年了，從學習到了解遠絡醫學，真的改變了我行醫的原有習慣及方式，從柯尚志醫師身上學習到「行醫要燃燒自己，產生能量，然後去治療病人」；設定自己的終點目標：把病人的病治好；幫助病人設定終點目標：**病痛一定可以消除。**

　　遠絡醫學的精髓就是全人醫療，也是我們目前醫學一直強調的。我們是治療一個整體的病人，並不是表象的症狀治療與暫時的緩解，而是要找到真正的病因，知道病人整個生命過程中所發生之任何病痛，才能了解其發病原因與其生活習慣、環境……等對病人之影響，同時也才能真正了解病人與疾病發生之關係，如此才能真正幫助病人從病痛中恢復健康。所以標準遠絡診療，第一重要的就是病史詢問、身體檢查，再做一些必要的檢查去確診或排除類似之疾病。在確診後，與病人討論發病之原因及治療計畫，所花時間至少要 30 分鐘，若加上治療則往往超過 1 小時，所以都會告知候診的病人要耐心等候，每診次病人大約也在 5 人以內。

　　以前我疼痛門診常常接受其他科轉來不少病人，如：帶狀疱疹後神經痛、脊椎手術後神經痛、複雜區域性神經痛、三叉神經痛、下背痛等。當病人來到門診，我們最後是開了許多藥物，若使用嗎啡類藥，甚至還要填寫一大堆的表格，相當麻煩，而由於健保制度的關係，醫院也常常要我們注意使用的藥費，有時會超過健保給付的範圍。但為了讓病人免於慢性疼痛之病痛，使得我時常面臨兩難的問題，雖然有些介入性的治療也可以使用，但有些病人也因為費用問題或是因為害怕這些方法，而且有時效果也不一定可以完全治好而有所顧慮。自從我從學習遠絡醫學及利用遠絡治療來看診後，瞭解了遠絡醫學，並用在我臨床的病人身上。之後，開立口服止痛藥物的比例，降至原來的10%左右，已不必再擔心健保藥費的問題。遠絡治療的效果一次一次從病人的回饋得到了印證，目前我門診的病人大約90%都成功地使用遠絡治療解決病人的病痛。

　　這次柯尚志醫師發行**這本書的目的，就是要一般民眾都能簡易的使用遠絡治療方法來親身體驗，立即緩解疼痛的效果，也讓民眾能學習自我保養與治療一些常見之疼痛**，不但方便，也能節約醫療資源之消耗。

【Dr. Ko 自序】柯尚志（遠絡醫學創始者）

堅持初衷，讓遠絡醫學
幫助更多深陷疼痛之苦的病患！

　　1973 年，我從台灣至日本學醫，現於日本銀座開設遠絡教學醫院，教學對象僅限醫師，一直以來，完全沒有將此知識開放給一般人。直至 10 餘年前，決定踏回故土，回台對開業醫師進行教學，教導遠絡醫學。

　　10 年來，在積極培訓之下，學習遠絡的醫師已達到 3000～4000 人，主要目的是希望藉這些醫師的力量將台灣變成世界的醫療大國，現今已由學習至少 3 年以上並經考核的遠絡醫學專門醫師們，組成完整的診療團隊，經由此團隊開始把知識傳達給民眾。換句話說，一般民眾藉由這些醫師的力量得到遠絡醫學的知識。

　　回顧 1973 年 5 月，由台至日習醫過程中，因語言的隔閡，學習之路困難重重。在大學時期留級 1 年且在學成績不理想，日本醫師國家考試努力 3 年才考上（同年考上台灣醫師執照）。當進入九州大學醫院時，因程度不佳、日文不流暢之故，遭到 ICU（加護病房）主任百般刁難（站著開會、

出言諷刺等），4個月後，適逢摯愛母親過世，更是遭受不平待遇，不被允許返台治喪，只好辭職回台辦理母親的喪事。

從那日起，因篤信基督教，身為基督教徒，我開始禱告，期許自己能成為世界上最好的醫師。當時神啟發我的兩件事：第一，世界上沒有治不好的病；第二，為了病人要犧牲自己的生命。從那天起，我便依照神啟發予我的精神，去行走神交代予我的使命。

在福岡開業後第3年，因發生肝炎、胰臟炎，身體狀況急轉直下。當時檢查CT，發現肝臟有腫瘤，經九州大學放射科副教授診斷，被告知或許有癌症可能性，需做精細檢查確認。虔誠的禱告陪伴著我走向現實，我願意把所有東西交給神，幫助更多病患，遠離痛苦，遠離悲傷。當時以顯影劑做CT之檢查時，人就宛如上了刑台般，若檢查結果是屬於惡性腫瘤，就像被判死刑一樣，若屬良性腫瘤，則如同被判無罪。在九州大學癌症中心宣布腫瘤為良性的那一剎那，彷彿像聽到了天籟之音「我得救了，感謝神！」，淚如雨下，而忘了我對神的發誓。

4年之後，我發覺許多疾病我都有辦法治療，於是創立了「遠絡醫學」。**所謂的「遠絡醫學」即是應用生命體流相互的關係，將阻礙除去，並恢復生命體流之治療法。**成

立「遠絡醫學」多年來擁有大量病患，當時在我的醫院附近偶遇一位肺癌末期的病患，僅剩 3 個月的生命，正等待著死亡。全身浮腫，高熱 39 度，大小便無法排出，無法行走、無法入睡，膚色蠟黃，是位 70 餘歲的男性癌症轉移至全身之患者，其他人推著輪椅來院求診時，我告訴他說：「就像桃花已得了癌症，快凋零了，現在幫你治療改善也活不久。最重要的是要改善生命力，如果生命力改善了，桃樹下次就會開出健康的花朵（不會是癌症的花）。」而在病人接受遠絡治療一個月後，病人的親戚朋友們遠道探病，去接機的人便是他本人，親戚朋友看到他如此健康的樣子，好不吃驚，便問他：「你不是無法活到 3 個月嗎？」治療進入第 10 個月，原計畫與家人前去溫泉旅行，他打電話來問我：「我現在感覺我的身體狀況越來越好，想帶我的家人去溫泉旅行，可以嗎？」我回答他：「可以去，但不要太勉強。」而最後，就在出發的那天早上安詳辭世。

　　醫治他的生命時，僅僅一個月便將身體狀態恢復到接近普通人的狀況，他是如何增強他的生命力？當時我要求他的是「在他剩餘的人生幫助那些比他更可憐、更需要幫助的人」而已。請問：如果你是需要被他救助的人你會有什麼感受呢？僅有這種人才可以濟世。醫師是沒有能力濟世的。所以考選團隊的醫師們，他們必須具備此團隊精神：「治病救人，醫師濟世。」

此事之後，從福岡遠赴東京傳播遠絡醫學，歷經家庭革命，丟棄親情，嘔心瀝血，終於在 4 年後到了東京大展抱負。剛開始在東京銀座開設小診所並進行教學，教學僅 10 數人，入不敷出，幾乎無法支撐診所及教學的經營，幸而得遇吳姓醫師，身為愛台灣的一份子，除了資助我之外，並鼓勵我將此學問傳回台灣，也因此我當時就下定決心回台，並立志使台灣成為一個醫療大國，放眼國際。

至今，在數千位遠絡醫師學員中，精選幾十位菁英組成提攜診所之醫療團隊，這些人員至少經 3 年以上訓練並嚴格考核。以此團隊的醫師們為原動力，開始將遠絡醫學傳授與一般民眾。首先是出版這本圖解書，**任何人都能簡單的從這本圖解書，及時將局部性、單純性的疼痛馬上除去。**

相信透過這本書可幫助更多深陷疼痛之苦的病患。因每個按點都是精選一按見效的最有效力點去**按壓 30 秒**，所以只要按準的話，至少 70～80％以上的疼痛便可改善。

Memo

不痛，就是一種幸福
來自病友的肯定！

【肯定一】頭部

▶ **右側顏面的疼痛與麻痺（不能閉眼）**（60歲，女性）

顏面麻痺迅速改善，實在是令人驚訝，對於右顏面的疼痛，治療後雖無法完全除去，但只在手指上按按壓壓，大部分的疼痛均能消失掉，實在令人驚訝！

【肯定二】肩肘

▶ **五十肩與網球肘**（59歲，男性）

針灸治療無法改善反而惡化。經遠絡僅在腰部做治療而已，便可將左肩關節痛與左肘關節痛同時大幅改善，實在令人驚豔！

【肯定三】足部

▶ **腳跟痛**（43歲，女性）

半年前，在工作時左腳踝出現疼痛，整形外科診斷為腱鞘炎，但1個月靜養並無改善，之後左腳踝注射玻尿酸也

無效果。接著左腳跟疼痛、左腳踩地發生劇痛，半年後兩腳底疼痛、兩肩關節疼痛、肘關節痛、兩腳踝痛。在半年之間在整形外科做了各種治療，完全沒有效果，甚至還無法去工作。這次遠絡初診後覺得治療有效果，雖然效果不大，但讓我產生了可以治好的信心，直到完全治好為止。

【肯定四】足部

▶ **右膝蓋內側痛**　（55歲，男性）

右膝蓋內側痛所以步行困難，右大腿前側有牽引痛，無法蹲跪，頸項胸背部痛，無法正躺，被大醫院診斷為變形性膝關節症。

初診時，醫師做了簡單的檢查之後，說明：「右膝蓋內側痛是坐骨部脊髓之損傷。右大腿前側有牽引痛和頸項胸背部痛，是頸項～胸背部脊髓之損傷。」在治療坐骨部後，右膝蓋內側痛即時除去。而在治療頸項～胸背部後，右大腿前側有牽引痛和頸項胸背部痛便即時消除掉。

真的像朋友所說的一樣，沒有消除不了的疼痛，我覺得遠絡最厲害的是在治療前便告知治療後的結果，並讓我知道疼痛發生的原因及要如何做才可以將原因除去。

【肯定五】足部

▶ **肘關節痛**　（50歲，男性）

小時候右小腿曾複雜性骨折，青春期又因車禍導致頸椎

受傷，所以中年時期常感腰痛，提東西時，右肘關節外側疼痛，另外兩手第一、第二指疼痛，右腳跟疼痛，打高爾夫球時，左手關節內側疼痛。但經遠絡治療後馬上改善。打高爾夫球時，肘關節的疼痛最感到煩惱，經過遠絡治療，對於自己又可重新以正確姿勢打高爾夫球，感到十分快樂。

【肯定六】手腕

▶ **腕隧道症候群**　（32 歲，女性）

　　25 歲時，因目擊友人被車撞死之後，發生創傷後壓力症候群（PTSD，睡不著覺，對聲音很恐懼，集中力低下），現在兩手 3～5 指關節之疼痛，兩手指手掌側第 2～5 指的發麻，且右手腕至手指手背側第 1～4 指之發麻。於是求助遠絡之後，治療結果非常好。

【肯定七】其他不適症

▶ **生理痛、頭痛**　（32 歲，女性）

　　頭痛、生理痛、手腳冰冷是從 13～14 歲開始發生的，將近 20 年到各醫院去求診皆無法改善。沒想到遠絡治療一次而已，所有的症狀大部分都消失掉了，實在太神奇了！

【肯定八】其他不適症

▶ **複合性局部疼痛症候群（CRPS）**　（40 多歲，男性）

　　20 歲時左前胸部帶狀皰疹，35 歲時車禍腳跟骨折，手

術之後，左小腿部腫脹，經常出現左腳跟部疼痛，之後發生車禍導致左肋骨骨折並曾滑雪跌倒，引起左前十字韌帶斷裂。在教學醫院做內視鏡下再建術，之後左膝蓋手術部位至腳踝，常感到發麻，及像被針、劍所刺之灼熱痛與電擊痛。對於這些疼痛，用針灸、按摩治療皆無效。膝蓋進行手術後，反而引起膝蓋以下之疼痛，實在是令人憤慨。用遠絡治療腰部（不去治療疼痛處），就如說明的內容完全一樣，疼痛是可以改善的。

【肯定九】其他不適症

▶ 右下顎劇烈疼痛　（40多歲，女性）

　　小時候因慢性副鼻腔炎，鼻中膈彎曲症，肥厚性鼻炎之故曾做手術治療。三十幾歲因鼻子的右側發生劇痛至耳鼻喉科門診，被診斷為術後性頰部膿疱。經藥物治療後，疼痛消除；幾年後，右下顎發生劇烈疼痛，被診斷為三叉神經痛。以藥物與雷射治療後，暫時將疼痛消除。但兩年後，同樣地又在右下顎部發生劇烈疼痛。耳鼻喉科再次診斷是術後性頰部膿疱，做了內視鏡手術，但右下顎的疼痛沒有消除。再至疼痛科做三叉神經遮斷術，術後右顏面於下顎發生麻痺等不舒服的感覺。在遠絡初診時的治療，症狀並沒有感到改善，但覺得整個頭部血流非常暢通。在第三次治療後，忍不住說出：「醫師，現在咬牙完全不痛！真令人不敢相信！」經過五次療程，疼痛竟完全消除，現在下顎的疼痛已完全沒有

了。真的，前兩次疼痛無法消除的時候，我心裡感到非常不安，但沒想到第三次疼痛就消除，第五次就完全改善了。

【肯定十】其他不適症

▶ **糖尿病患者** （60多歲，女性）

十多年前，因糖尿病在大學醫院做治療，服用胰島素後，血糖控制非常良好，空腹時之血糖值正常。經醫師介紹至遠絡診所可徹底改善糖尿病。

最初的兩個月，一星期兩天治療。血糖與胰島素在兩個月後已完全恢復正常之分泌。

第三個月起便停止服用胰島素。之後每個星期一次療程，三個月檢查一次，血糖與胰島素之分泌皆正常。

為了不再讓糖尿病再發，我會持續來治療。

本書使用說明

使用方式

(1) 先確定疼痛點
(2) 找到本書相對疼痛位置
(3) 對照右頁按壓處

Regional Neck (Head and Neck Junction)
右頭頸交接處痛 1

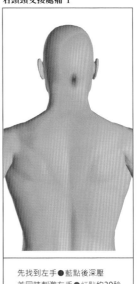

先找到左手●藍點後深壓
並同時刺激左手●紅點約30秒

34

按壓工具

按壓工具

(1) 手指指腹
(2) 按壓棒
(3) 安全堅硬（不易折斷）的
　　圓鈍形物品，例如不鏽鋼
　　筷

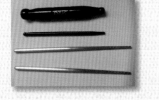

➡ 範例

自己 按壓用手
指或安全的工具

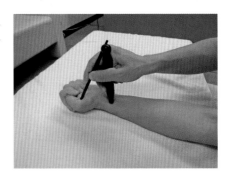

18

Pressing Point
按壓點　左手

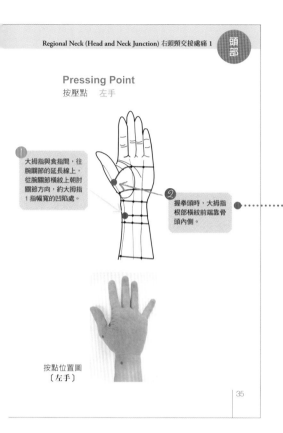

大拇指與食指間，往
腕關節的延長線上，
從腕關節橫紋上朝肘
關節方向，約大拇指
1 指幅寬的凹陷處。

握拳頭時，大拇指
根部橫紋前端靠骨
頭內側。

按點位置圖
〔左手〕

35

按壓步驟

(1) 先找到●藍點按壓
(2) 依照順序刺激●紅點
(3) 若是●藍點、●紅點剛好同一
　　點時，則需深壓後同時刺激

按壓方式

(1) **按壓**－在按點上按壓到底、固
　　定深壓
(2) **刺激**－在按點上按壓後，逐漸
　　施力

或請**他人**幫忙用手或安全的工具按壓

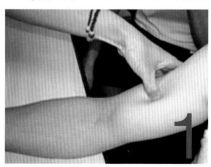

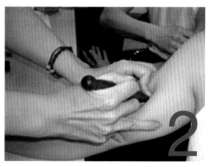

按壓方式說明❶

按點 ①+②　自己用手指或安全的工具按壓

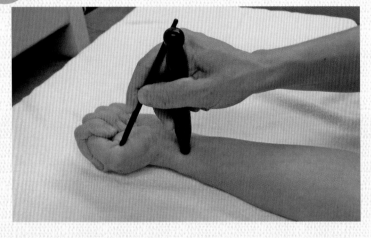

按點 ①+③　自己用手指或安全的工具按壓

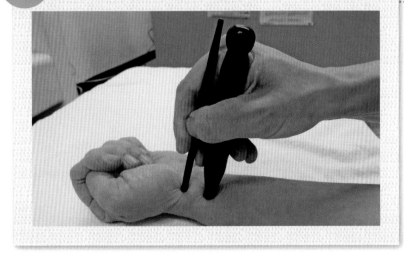

Pressing Point

按壓點　左手

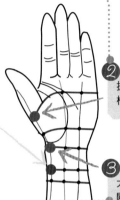

① 大拇指與食指間，往腕關節的延長線上，從腕關節橫紋上朝肘關節方向，約大拇指1指幅寬的凹陷處。

② 握拳頭時，大拇指根部橫紋前端靠骨頭內側。

③ 大拇指與食指間，往腕關節的延長線上，與手掌、腕關節第一條橫紋交接點上的凹陷處。

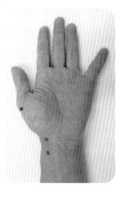

按點位置圖
〔左手〕

31

按壓方式說明❷

按壓 ❶+❸　自己用手指或安全的工具按壓

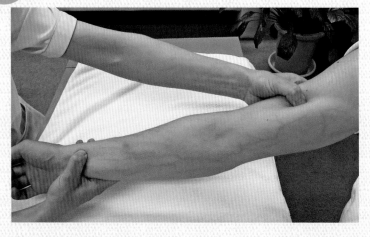

或者自己一個人按壓❶+❸

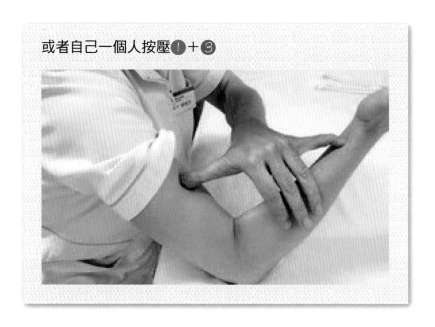

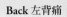
Pressing Point

按壓點　右手

②
大拇指與食指間，往腕關
節的延長線上，從腕關節
橫紋上朝指尖方向，約大
拇指 1 指幅寬的凹陷處。

③
肘關節內側的橫紋上靠
大拇指側，朝肩關節的
延長線上，於肘關節與
肩關節的中間點。

①
大拇指與食指間，往
腕關節的延長線上，
與手掌、腕關節第一
條橫紋交接點上的凹
陷處。

按點位置圖
〔右手〕

63

Memo

CHAPTER 1

按壓2點，改善 80%以上的疼痛！

【全彩圖解】71個局部疼痛按點解說

● 頭部	● 肩部
● 頸肩	● 肘、腕
● 胸、背、腰	● 足部

Migraine
側頭部疼痛（右）

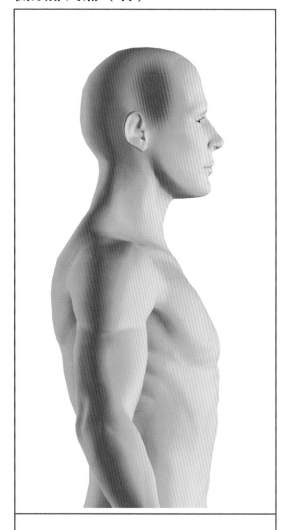

先找到右手●藍點後深壓

並同時刺激右手●紅點約30秒

Pressing Point
按壓點　右手

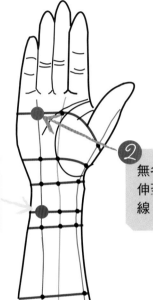

無名指與小指間往腕關節的延長線上，與腕關節橫紋的交接點，朝肘關節方向約大拇指1指幅寬的凹陷處。

無名指與小指間畫中線延伸至掌心第一橫紋（感情線）交會的凹陷處。

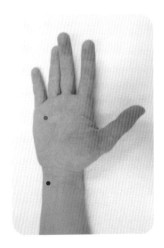

按點位置圖
〔**右手**〕

Migraine
側頭部疼痛（左）

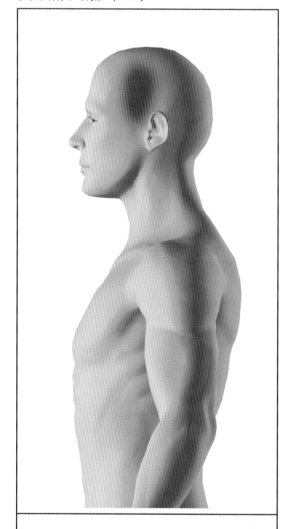

先找到左手●藍點後深壓
並同時刺激左手●紅點約30秒

Pressing Point
按壓點　左手

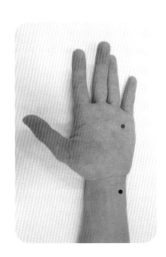

1
無名指與小指間往腕關節的延長線上，與腕關節橫紋的交接點，朝肘關節方向約大拇指1指幅寬的凹陷處。

2
無名指與小指間畫中線延伸至掌心第一橫紋（感情線）交會的凹陷處。

按點位置圖
〔左手〕

Occipital Headache
右頭部後側痛

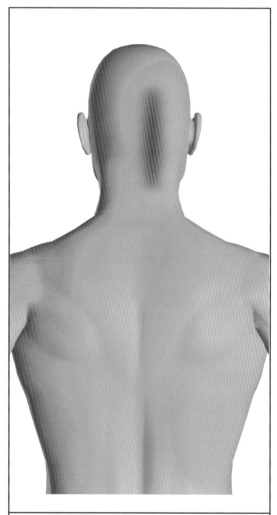

先找到左手●藍點後深壓
並同時刺激左手●紅點約30秒

Pressing Point
按壓點　左手

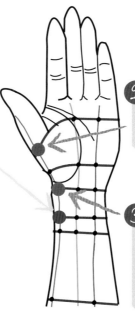

① 大拇指與食指間，往腕關節的延長線上，從腕關節橫紋上朝肘關節方向，約大拇指1指幅寬的凹陷處。

② 握拳頭時，大拇指根部橫紋前端靠骨頭內側。

③ 大拇指與食指間，往腕關節的延長線上，與手掌、腕關節第一條橫紋交接點上的凹陷處。

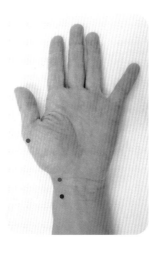

按點位置圖
〔左手〕

Occipital Headache
左頭部後側痛

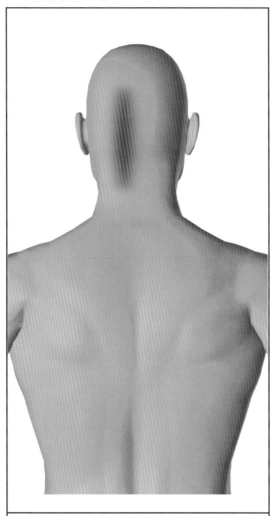

先找到右手●藍點後深壓
並同時刺激右手●紅點約30秒

Pressing Point
按壓點　右手

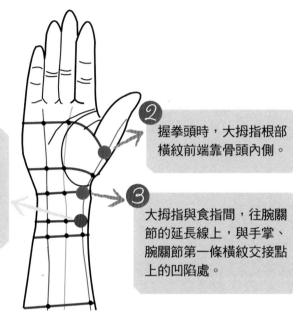

① 大拇指與食指間，往腕關節的延長線上，從腕關節橫紋上朝肘關節方向，約大拇指1指幅寬的凹陷處。

② 握拳頭時，大拇指根部橫紋前端靠骨頭內側。

③ 大拇指與食指間，往腕關節的延長線上，與手掌、腕關節第一條橫紋交接點上的凹陷處。

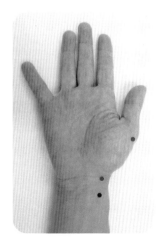

按點位置圖
〔右手〕

Regional Neck (Head and Neck Junction)

右頭頸交接處痛 1

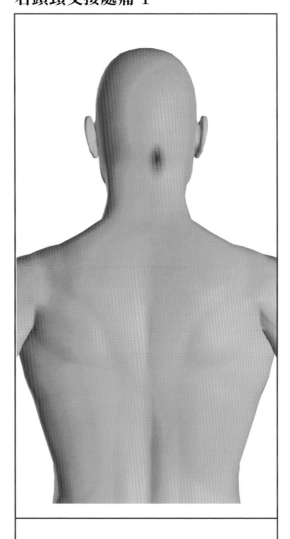

先找到左手●藍點後深壓
並同時刺激左手●紅點約30秒

Pressing Point
按壓點　　左手

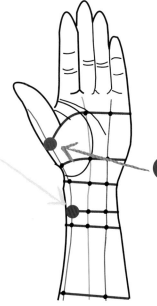

①
大拇指與食指間，往
腕關節的延長線上，
從腕關節橫紋上朝肘
關節方向，約大拇指
1 指幅寬的凹陷處。

②
握拳頭時，大拇指
根部橫紋前端靠骨
頭內側。

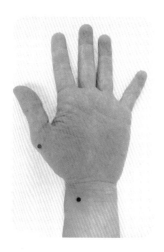

按點位置圖
〔左手〕

Regional Neck (Head and Neck Junction)
左頭頸交接處痛 1

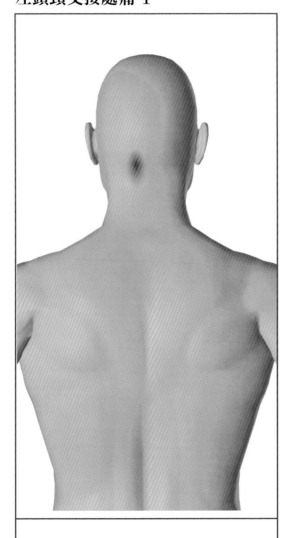

先找到右手●藍點後深壓
並同時刺激右手●紅點約30秒

Pressing Point
按壓點　　右手

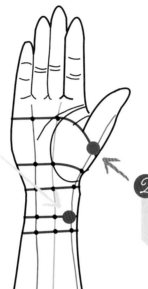

1　大拇指與食指間，往腕關節的延長線上，從腕關節橫紋上朝肘關節方向，約大拇指1指幅寬的凹陷處。

2　握拳頭時，大拇指根部橫紋前端靠骨頭內側。

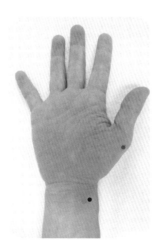

按點位置圖
〔右手〕

Regional Neck (Head and Neck Junction)
右頭頸交接處痛 2

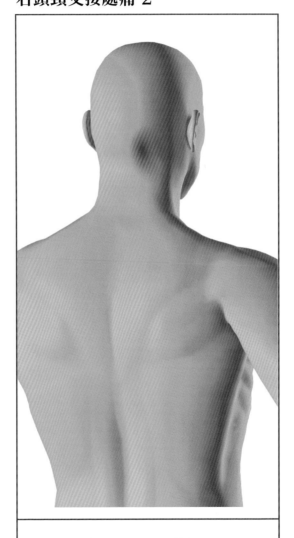

先找到右手●藍點後深壓
再同時刺激右手●紅點約30秒

Pressing Point

按壓點　右手

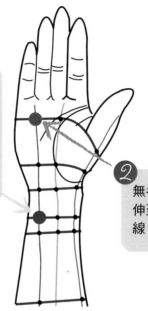

1 無名指與小指間往腕關節的延長線上，與腕關節橫紋的交接點，朝肘關節方向約大拇指 1 指幅寬的凹陷處。

2 無名指與小指間畫中線延伸至掌心第一橫紋（感情線）交會的凹陷處。

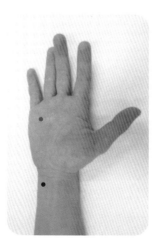

按點位置圖
〔右手〕

Regional Neck (Head and Neck Junction)
左頭頸交接處痛 2

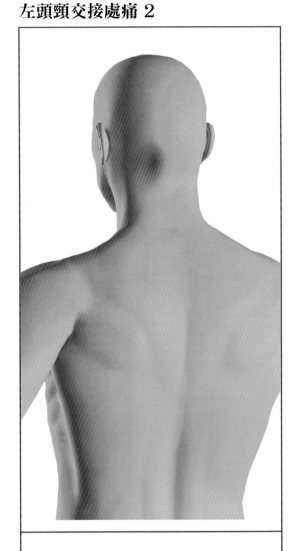

先找到左手●藍點後深壓
並同時刺激左手●紅點約30秒

Pressing Point

按壓點　左手

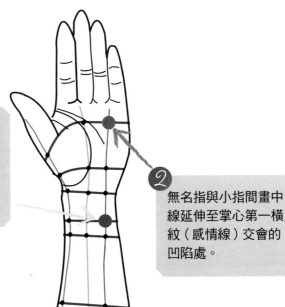

1. 無名指與小指間往腕關節的延長線上，與腕關節橫紋的交接點，朝肘關節方向約大拇指 1 指幅寬的凹陷處。

2. 無名指與小指間畫中線延伸至掌心第一橫紋（感情線）交會的凹陷處。

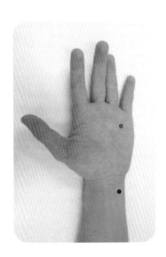

按點位置圖
〔左手〕

Neck
右頸部痛 1

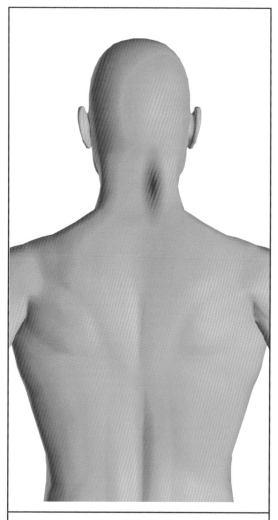

先找到左手●藍點後深壓
並同時刺激左手●紅點約30秒

Pressing Point
按壓點　左手

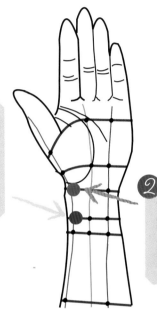

① 大拇指與食指間，往腕關節的延長線上，從腕關節橫紋上朝肘關節方向，約大拇指1指幅寬的凹陷處。

② 大拇指與食指間，往腕關節的延長線上，與手掌、腕關節第一條橫紋交接點上的凹陷處。

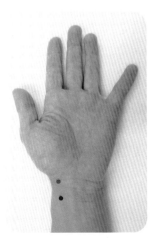

按點位置圖
〔左手〕

Neck

左頸部痛 1

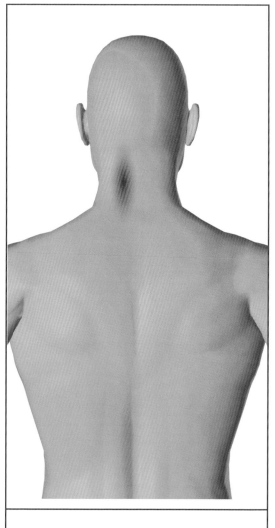

先找到右手●藍點後深壓
並同時刺激右手●紅點約30秒

Pressing Point
按壓點　右手

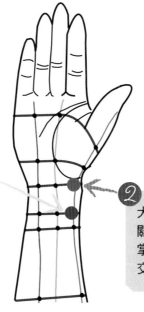

1　大拇指與食指間，往腕關節的延長線上，從腕關節橫紋上朝肘關節方向，約大拇指1指幅寬的凹陷處。

2　大拇指與食指間，往腕關節的延長線上，與手掌、腕關節第一條橫紋交接點上的凹陷處。

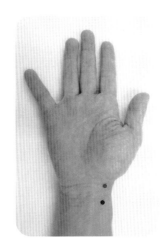

按點位置圖
〔右手〕

Neck

右頸部痛 2

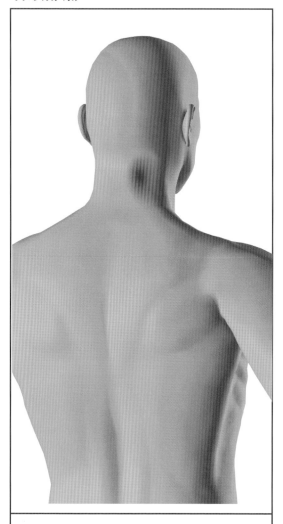

先找到右手●藍點後深壓
並同時刺激右手●紅點約30秒

Pressing Point
按壓點　右手

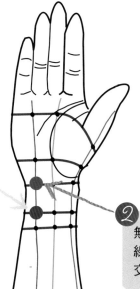

1 無名指與小指間往腕關節的延長線上，與腕關節橫紋的交接點，朝肘關節方向約大拇指 1 指幅寬的凹陷處。

2 無名指往腕關節的延長線上，與腕關節橫紋的交接點。

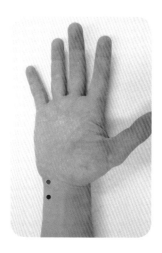

按點位置圖
〔右手〕

Neck

左頸部痛 2

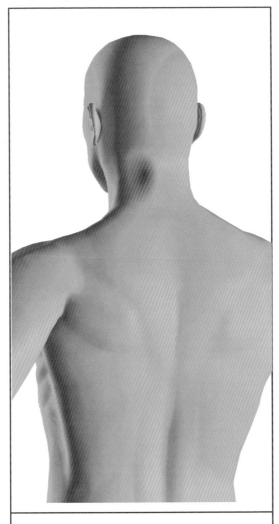

先找到左手●藍點後深壓
並同時刺激左手●紅點約30秒

Pressing Point

按壓點　左手

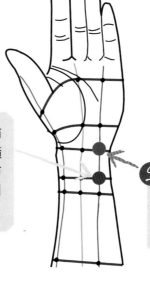

1. 無名指與小指間往腕關節的延長線上，與腕關節橫紋的交接點，朝肘關節方向約大拇指 1 指幅寬的凹陷處。

2. 無名指往腕關節的延長線上，與腕關節橫紋的交接點。

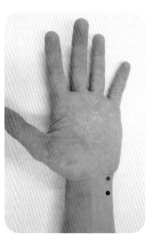

按點位置圖
〔左手〕

Regional Neck (Neck and Shoulder Junction)

右頸肩交接處痛 1

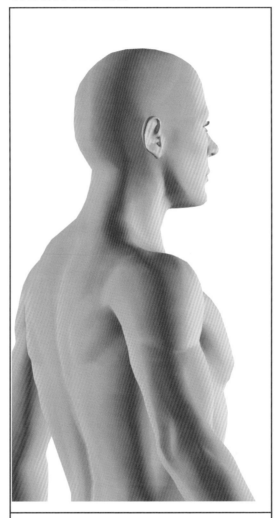

先找到右手●藍點後深壓
並同時刺激右手●紅點約30秒

Pressing Point
按壓點　右手

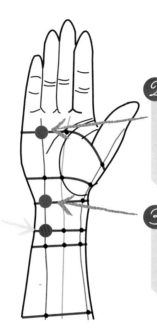

1 無名指與小指間往腕關節的延長線上，與腕關節橫紋的交接點，朝肘關節方向約大拇指 1 指幅寬的凹陷處。

2 無名指與小指間畫中線延伸至掌心第一橫紋（感情線）交會的凹陷處。

3 無名指往腕關節的延長線上，與腕關節橫紋的交接點。

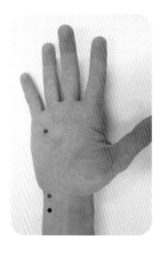

按點位置圖
〔**右手**〕

Regional Neck (Neck and Shoulder Junction)

左頸肩交接處痛 1

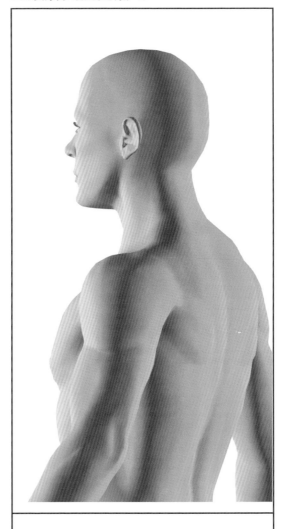

先找到左手●藍點後深壓
並同時刺激左手●紅點約30秒

Pressing Point

按壓點　左手

② 無名指與小指間畫中線延伸至掌心第一橫紋（感情線）交會的凹陷處。

① 無名指與小指間往腕關節的延長線上，與腕關節橫紋的交接點，朝肘關節方向約大拇指1指幅寬的凹陷處。

③ 無名指往腕關節的延長線上，與腕關節橫紋的交接點。

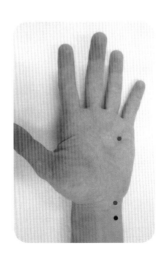

按點位置圖
〔左手〕

Regional Neck (Neck and Shoulder Junction)

右頸肩交接處痛 2

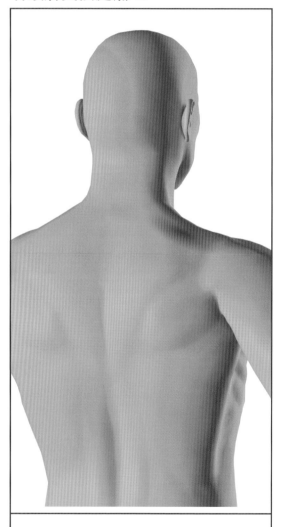

先按壓左腳●紅藍點
並同時刺激左腳●紅點約30秒

頸
肩

Pressing Point
按壓點　左足

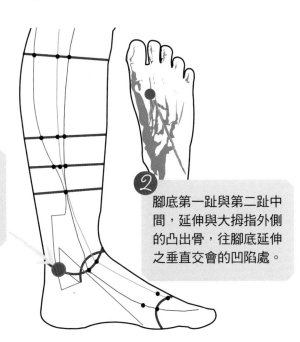

1
踝骨內側下斜方，轉
動腳踝時會出現條
紋，靠腳跟方向約 2
指幅寬的凹陷處。

2
腳底第一趾與第二趾中
間，延伸與大拇指外側
的凸出骨，往腳底延伸
之垂直交會的凹陷處。

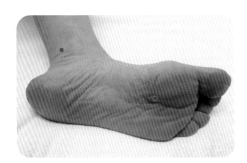

按點位置圖
〔左足〕

Regional Neck (Neck and Shoulder Junction)
左頸肩交接處痛 2

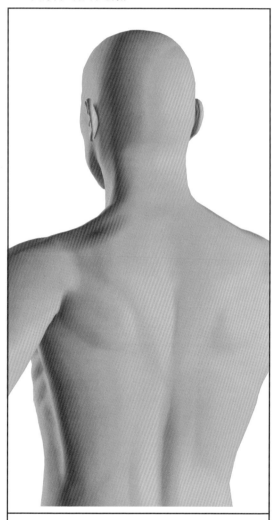

先按壓右腳●紅藍點
並同時刺激右腳●紅點約30秒

Pressing Point

按壓點　　右足

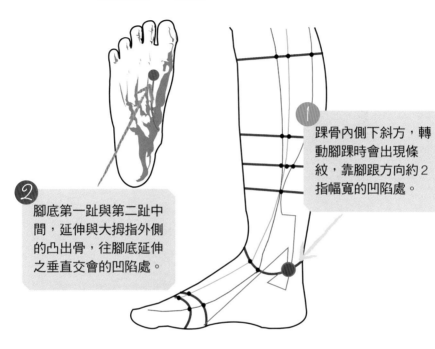

踝骨內側下斜方，轉動腳踝時會出現條紋，靠腳跟方向約2指幅寬的凹陷處。

腳底第一趾與第二趾中間，延伸與大拇指外側的凸出骨，往腳底延伸之垂直交會的凹陷處。

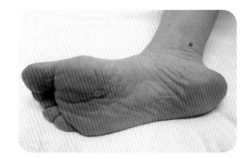

按點位置圖
〔**右足**〕

Lateral Thorax
側胸部痛 （左）

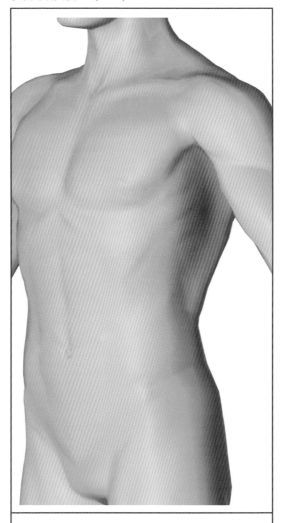

先找到左手●藍點後深壓
並同時刺激左手●紅點約30秒

Pressing Point
按壓點　左手

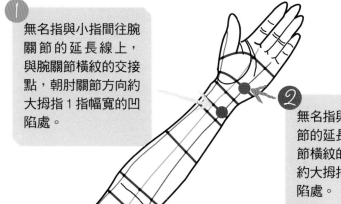

① 無名指與小指間往腕關節的延長線上，與腕關節橫紋的交接點，朝肘關節方向約大拇指1指幅寬的凹陷處。

② 無名指與小指間往腕關節的延長線上，與腕關節橫紋的交接點，往上約大拇指1指幅寬的凹陷處。

③ 肘關節內側骨頭凸出部，朝腋下方向延長線的中間點。

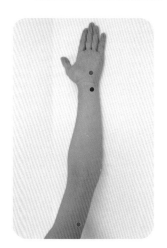

按點位置圖
〔左手〕

Back
右背痛

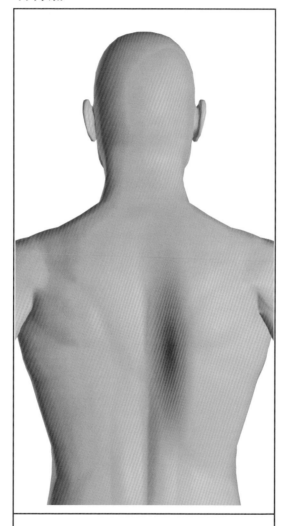

先找到左手●藍點後深壓
並同時刺激左手●紅點約30秒

Pressing Point
按壓點　左手

1
大拇指與食指間，往腕關節的延長線上，與手掌、腕關節第一條橫紋交接點上的凹陷處。

2
大拇指與食指間，往腕關節的延長線上，從腕關節橫紋上朝指尖方向，約大拇指1指幅寬的凹陷處。

3
肘關節內側的橫紋上靠大拇指側，朝肩關節的延長線上，於肘關節與肩關節的中間點。

按點位置圖
〔左手〕

Back
左背痛

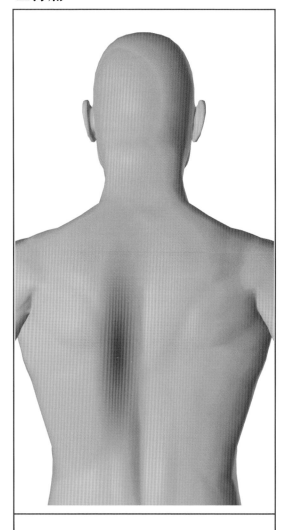

先找到右手●藍點後深壓
並同時刺激右手●紅點約30秒

Pressing Point
按壓點　　右手

② 大拇指與食指間，往腕關節的延長線上，從腕關節橫紋上朝指尖方向，約大拇指 1 指幅寬的凹陷處。

③ 肘關節內側的橫紋上靠大拇指側，朝肩關節的延長線上，於肘關節與肩關節的中間點。

① 大拇指與食指間，往腕關節的延長線上，與手掌、腕關節第一條橫紋交接點上的凹陷處。

按點位置圖
〔**右手**〕

Lower Back

右腰痛 1

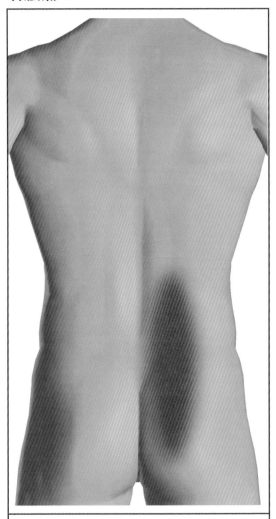

先找到左手●藍點後深壓
並同時刺激左手●紅點約30秒

Pressing Point
按壓點　左手

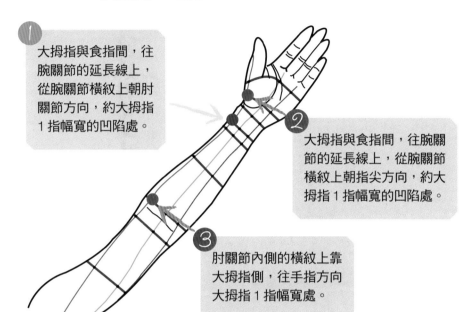

① 大拇指與食指間，往腕關節的延長線上，從腕關節橫紋上朝肘關節方向，約大拇指1指幅寬的凹陷處。

② 大拇指與食指間，往腕關節的延長線上，從腕關節橫紋上朝指尖方向，約大拇指1指幅寬的凹陷處。

③ 肘關節內側的橫紋上靠大拇指側，往手指方向大拇指1指幅寬處。

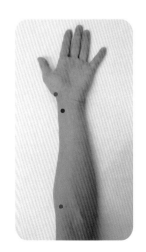

按點位置圖
〔左手〕

Lower Back

左腰痛 1

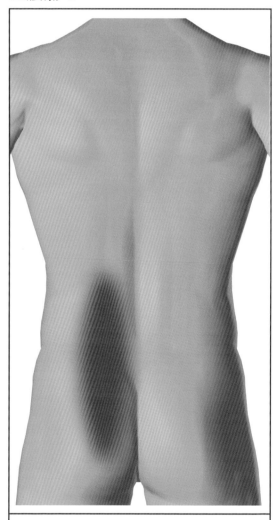

先找到右手●藍點後深壓
並同時刺激右手●紅點約30秒

Pressing Point

按壓點　右手

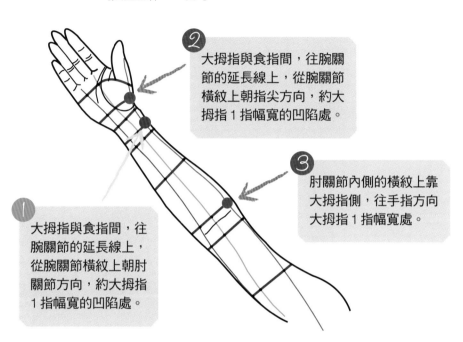

2　大拇指與食指間，往腕關節的延長線上，從腕關節橫紋上朝指尖方向，約大拇指 1 指幅寬的凹陷處。

3　肘關節內側的橫紋上靠大拇指側，往手指方向大拇指 1 指幅寬處。

1　大拇指與食指間，往腕關節的延長線上，從腕關節橫紋上朝肘關節方向，約大拇指 1 指幅寬的凹陷處。

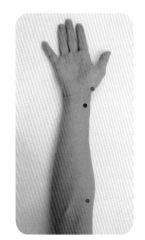

按點位置圖
〔右手〕

Lower Back
右腰痛 2

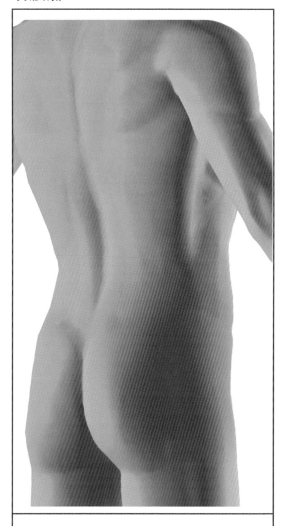

先找到右手●藍點後深壓
並同時刺激右手●紅點約30秒

Pressing Point
按壓點　　右手

②　無名指與小指間往腕關節
的延長線上，與腕關節橫
紋的交接點，往上約大拇
指1指幅寬的凹陷處。

③　肘關節內側橫紋靠小指
側，朝手掌方向約大拇
指1指幅寬的凹陷處。

①　無名指與小指間往腕關
節的延長線上，與腕關
節橫紋的交接點，朝肘
關節方向約大拇指1指
幅寬的凹陷處。

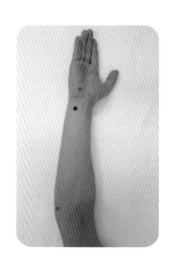

按點位置圖
〔右手〕

Lower Back

左腰痛 2

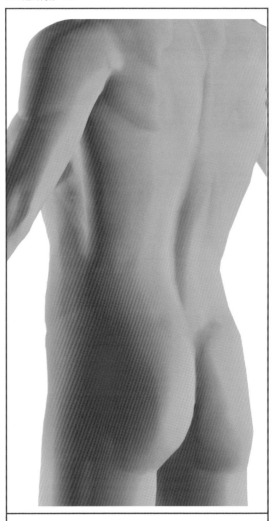

先找到左手●藍點後深壓
並同時刺激左手●紅點約30秒

Pressing Point

按壓點　　左手

1 無名指與小指間往腕關節的延長線上，與腕關節橫紋的交接點，朝肘關節方向約大拇指 1 指幅寬的凹陷處。

2 無名指與小指間往腕關節的延長線上，與腕關節橫紋的交接點，往上約大拇指 1 指幅寬的凹陷處。

3 肘關節內側橫紋靠小指側，朝手掌方向約大拇指 1 指幅寬的凹陷處。

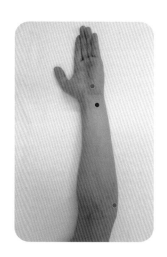

按點位置圖
〔左手〕

Shoulder
右肩膀痛 1

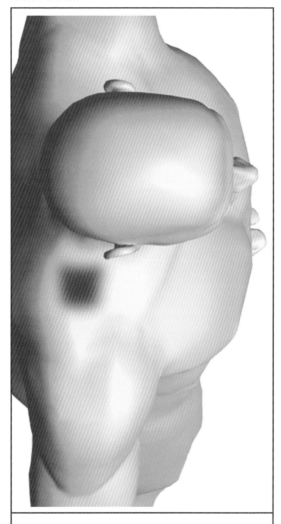

先找到右手●藍點後深壓
並同時刺激右手●紅點約30秒

肩部

Pressing Point
按壓點　　右手

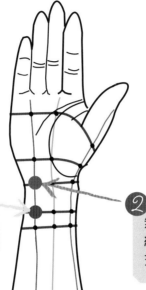

1 無名指與小指間往腕關節的延長線上，與腕關節橫紋的交接點，朝肘關節方向約大拇指 1 指幅寬的凹陷處。

2 無名指往腕關節的延長線上，與腕關節橫紋的交接點。

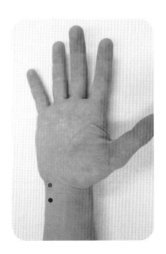

按點位置圖
〔右手〕

73

Shoulder

左肩膀痛 1

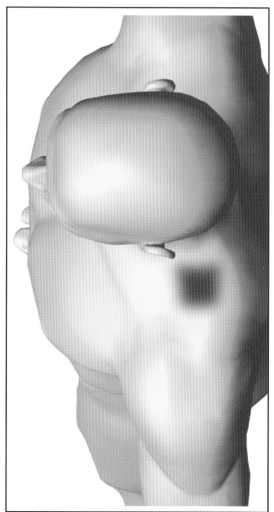

先找到左手●藍點後深壓
並同時刺激左手●紅點約30秒

Pressing Point
按壓點　　左手

1 無名指與小指間往腕關節的延長線上，與腕關節橫紋的交接點，朝肘關節方向約大拇指1指幅寬的凹陷處。

2 無名指往腕關節的延長線上，與腕關節橫紋的交接點。

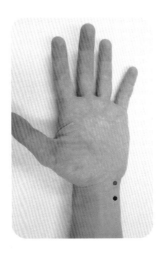

按點位置圖
〔左手〕

75

Shoulder

右肩膀痛 2

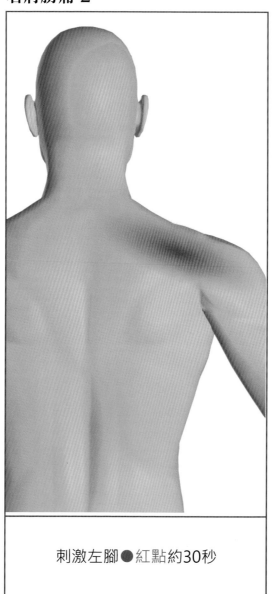

刺激左腳 ●紅點約30秒

Pressing Point
按壓點　　左足

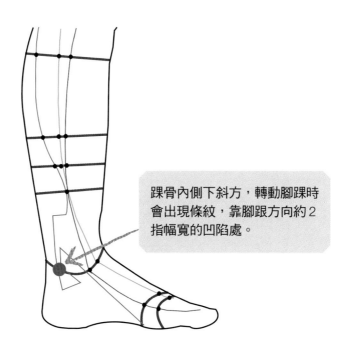

踝骨內側下斜方，轉動腳踝時會出現條紋，靠腳跟方向約 2 指幅寬的凹陷處。

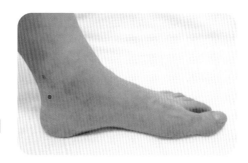

按點位置圖
〔左足〕

Shoulder
左肩膀痛 2

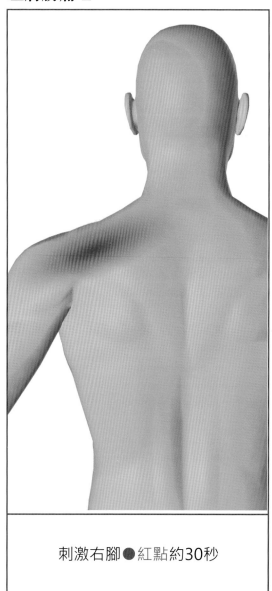

刺激右腳 ●紅點約30秒

Pressing Point
按壓點　右足

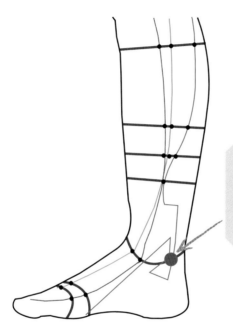

踝骨內側下斜方，轉動
腳踝時會出現條紋，靠
腳跟方向約 2 指幅寬的
凹陷處。

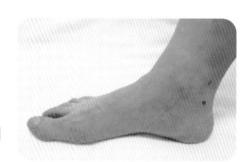

按點位置圖
〔右足〕

Shoulder

右肩膀痛 3

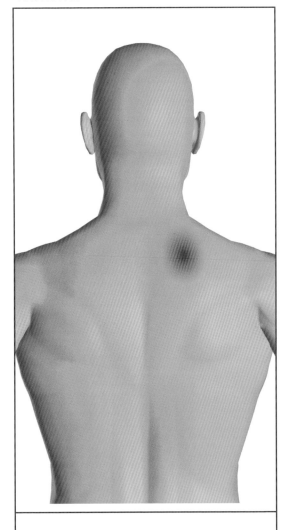

先找到左腳 ● 藍點後深壓
並同時刺激左腳 ● 紅點約30秒

肩部

Pressing Point
按壓點　左足

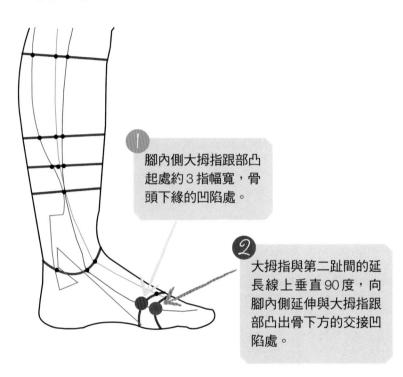

1　腳內側大拇指跟部凸起處約3指幅寬，骨頭下緣的凹陷處。

2　大拇指與第二趾間的延長線上垂直90度，向腳內側延伸與大拇指跟部凸出骨下方的交接凹陷處。

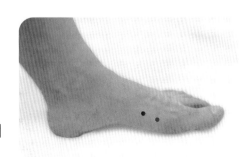

按點位置圖
〔左足〕

Shoulder

左肩膀痛 3

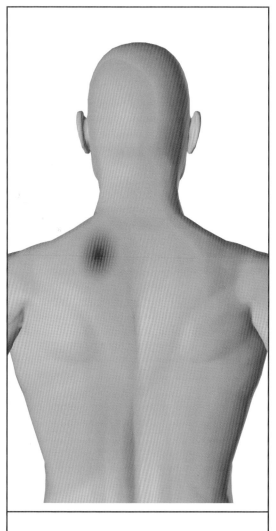

先找到右腳 ●藍點後深壓
並同時刺激右腳 ●紅點約30秒

Pressing Point

按壓點　　右足

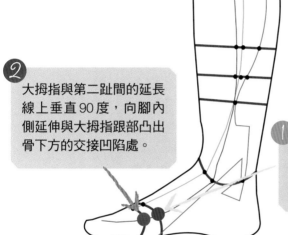

2 大拇指與第二趾間的延長線上垂直90度，向腳內側延伸與大拇指跟部凸出骨下方的交接凹陷處。

1 腳內側大拇指跟部凸起處約3指幅寬，骨頭下緣的凹陷處。

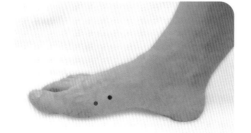

按點位置圖
〔**右足**〕

Scapula
右肩胛骨痛

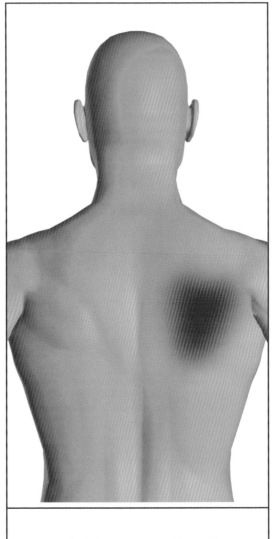

刺激左腳●紅點約30秒

Pressing Point
按壓點　　左足

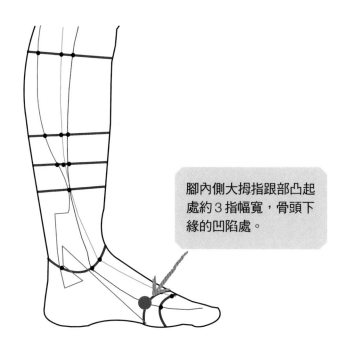

腳內側大拇指跟部凸起處約3指幅寬，骨頭下緣的凹陷處。

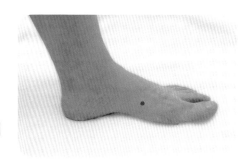

按點位置圖
〔左足〕

Scapula
左肩胛骨痛

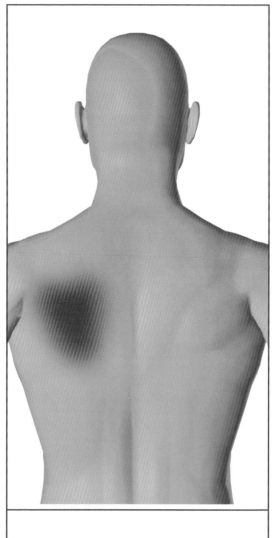

刺激右腳 ●紅點約30秒

Pressing Point

按壓點　右足

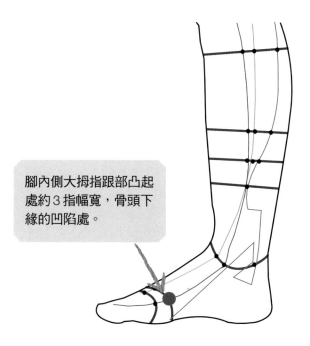

腳內側大拇指跟部凸起
處約3指幅寬，骨頭下
緣的凹陷處。

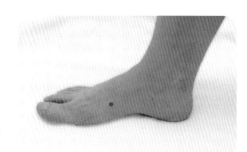

按點位置圖
〔**右足**〕

Shoulder Joint
右肩關節部痛 1

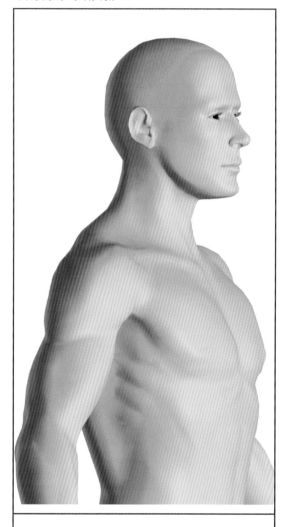

先找到左腳●藍點後深壓
並同時刺激左腳●紅點約30秒

Pressing Point
按壓點　　左足

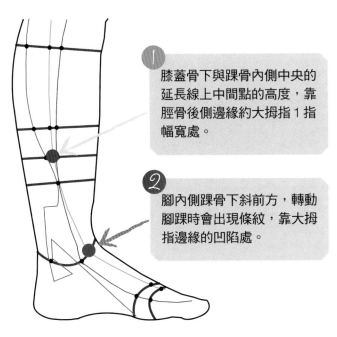

① 膝蓋骨下與踝骨內側中央的延長線上中間點的高度，靠脛骨後側邊緣約大拇指1指幅寬處。

② 腳內側踝骨下斜前方，轉動腳踝時會出現條紋，靠大拇指邊緣的凹陷處。

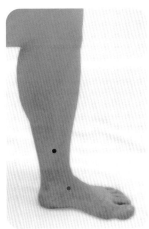

按點位置圖
〔左足〕

Shoulder Joint
左肩關節部痛 1

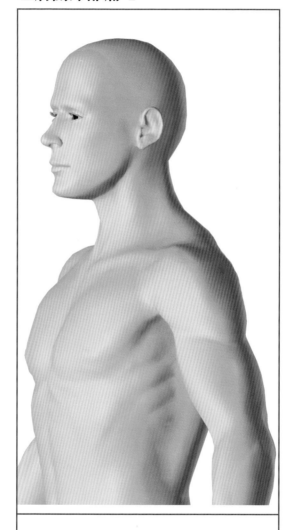

先找到右腳 ●藍點後深壓
並同時刺激右腳 ●紅點約30秒

Pressing Point
按壓點　右足

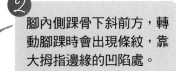

膝蓋骨下與踝骨內側
中央的延長線上中間
點的高度，靠脛骨後
側邊緣約大拇指1指
幅寬處。

腳內側踝骨下斜前方，轉
動腳踝時會出現條紋，靠
大拇指邊緣的凹陷處。

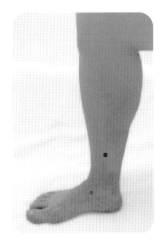

按點位置圖
〔**右足**〕

Shoulder Joint
右肩關節部痛 2

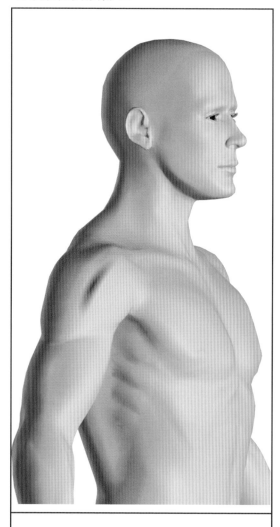

刺激左腳●紅點約30秒

Pressing Point
按壓點　左足

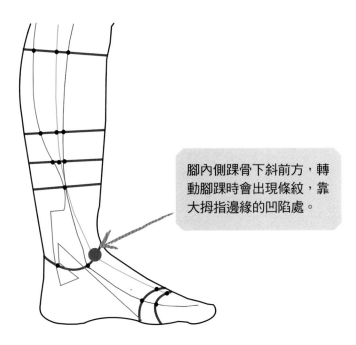

腳內側踝骨下斜前方，轉動腳踝時會出現條紋，靠大拇指邊緣的凹陷處。

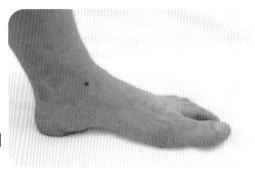

按點位置圖
〔左足〕

Shoulder Joint
左肩關節部痛 2

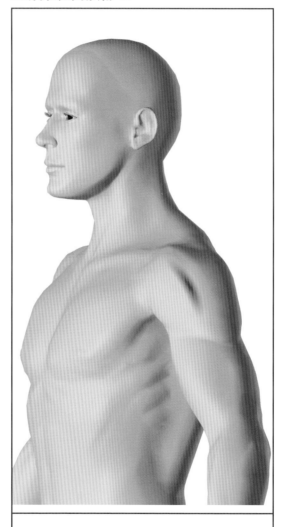

刺激右腳●紅點約30秒

Pressing Point

按壓點　右足

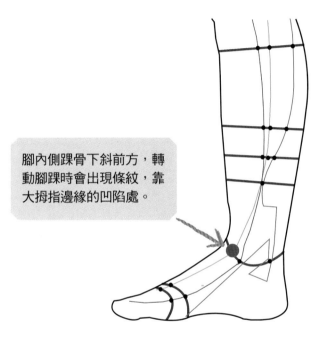

腳內側踝骨下斜前方，轉動腳踝時會出現條紋，靠大拇指邊緣的凹陷處。

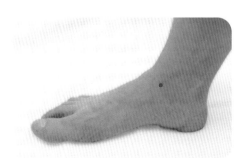

按點位置圖
〔右足〕

Elbow
右肘關節痛 1

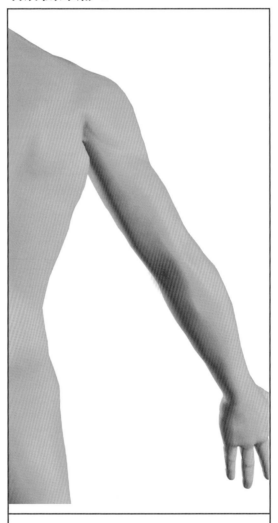

先找到左腳●藍點後深壓
並同時刺激左腳●紅點約30秒

Pressing Point

按壓點　左足

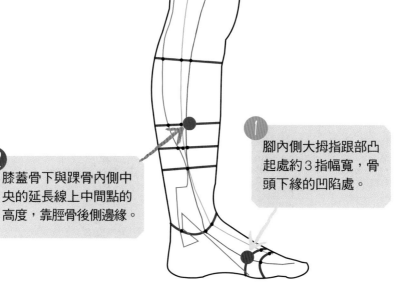

①
腳內側大拇指跟部凸起處約 3 指幅寬，骨頭下緣的凹陷處。

②
膝蓋骨下與踝骨內側中央的延長線上中間點的高度，靠脛骨後側邊緣。

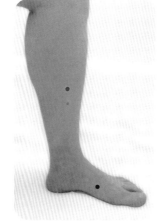

按點位置圖
〔左足〕

Elbow
左肘關節痛 1

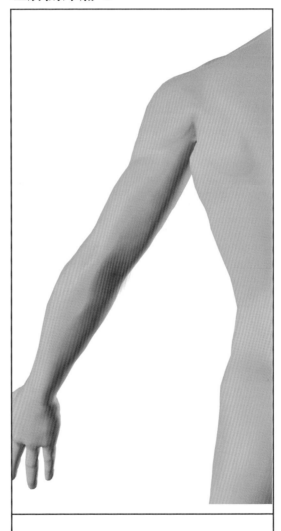

先找到右腳 ●藍點後深壓
並同時刺激右腳 ●紅點約30秒

Pressing Point
按壓點　　右足

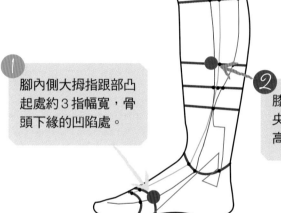

1 腳內側大拇指跟部凸起處約 3 指幅寬，骨頭下緣的凹陷處。

2 膝蓋骨下與踝骨內側中央的延長線上中間點的高度，靠脛骨後側邊緣。

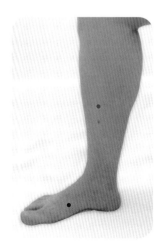

按點位置圖
〔右足〕

Elbow

右肘關節痛 2

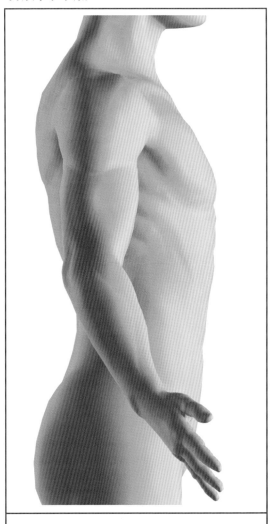

先找到左腳●藍點後深壓
並同時刺激左腳●紅點約30秒

Pressing Point

按壓點　　左足

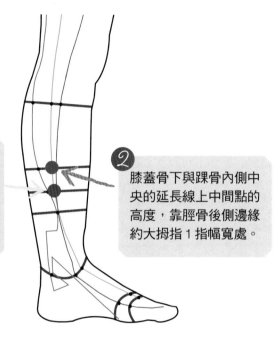

① 膝蓋骨下與踝骨中央的延長線之中間點的高度，靠腳趾方向約3指幅寬，於脛骨的後側。

② 膝蓋骨下與踝骨內側中央的延長線上中間點的高度，靠脛骨後側邊緣約大拇指1指幅寬處。

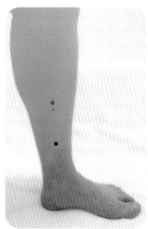

按點位置圖
〔左足〕

Elbow
左肘關節痛 2

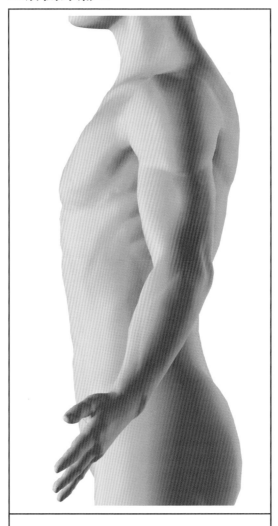

先找到右腳 ● 藍點後深壓
並同時刺激右腳 ● 紅點約30秒

Pressing Point
按壓點　　右足

1
膝蓋骨下與踝骨中央
的延長線之中間點的
高度，靠腳趾方向約
3 指幅寬，於脛骨的
後側。

2
膝蓋骨下與踝骨內側中
央的延長線上中間點的
高度，靠脛骨後側邊緣
約大拇指 1 指幅寬處。

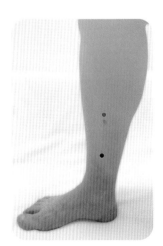

按點位置圖
〔右足〕

Elbow

右肘關節痛 3

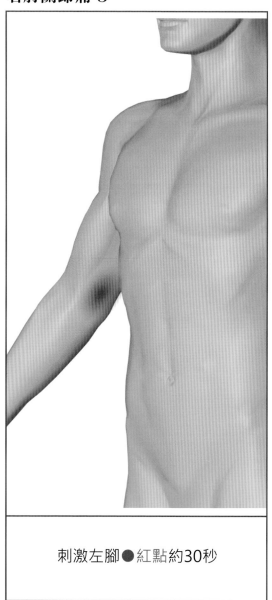

刺激左腳 ●紅點約30秒

Pressing Point
按壓點　左足

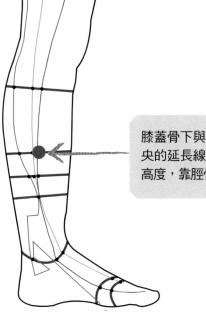

膝蓋骨下與踝骨內側中央的延長線上中間點的高度，靠脛骨後側邊緣。

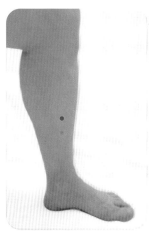

按點位置圖
〔左足〕

Elbow

左肘關節痛 3

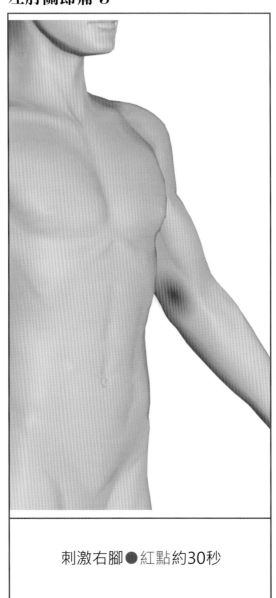

刺激右腳 ●紅點約30秒

Pressing Point

按壓點　　右足

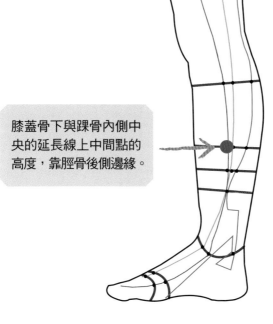

膝蓋骨下與踝骨內側中央的延長線上中間點的高度，靠脛骨後側邊緣。

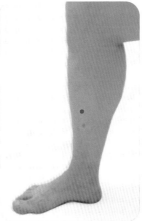

按點位置圖
〔右足〕

Wrist

右腕關節痛 1

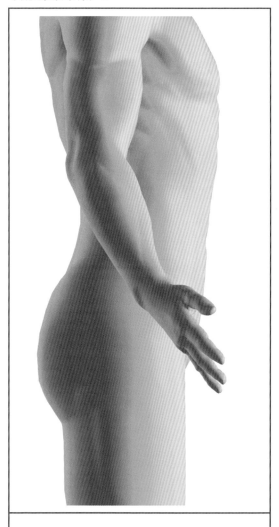

先找到左腳●藍點後深壓
並同時刺激左腳●紅點約30秒

Pressing Point
按壓點　左足

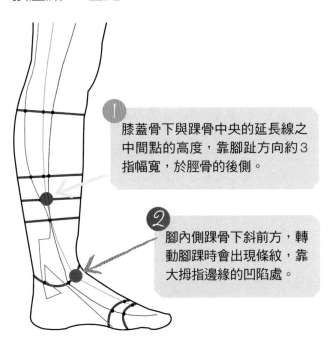

1　膝蓋骨下與踝骨中央的延長線之中間點的高度，靠腳趾方向約3指幅寬，於脛骨的後側。

2　腳內側踝骨下斜前方，轉動腳踝時會出現條紋，靠大拇指邊緣的凹陷處。

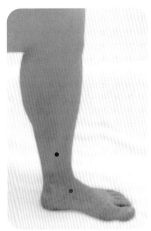

按點位置圖
〔**左足**〕

Wrist

左腕關節痛 1

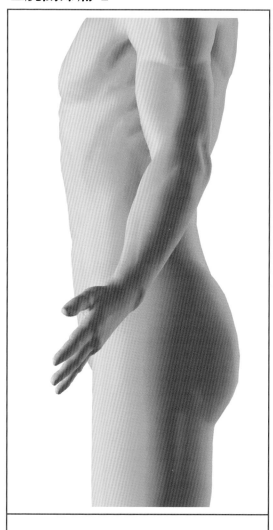

先找到右腳 ● 藍點後深壓
並同時刺激右腳 ● 紅點約30秒

Pressing Point

按壓點　　右足

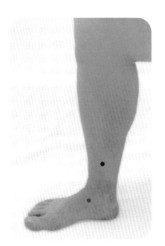

① 膝蓋骨下與踝骨中央
的延長線之中間點的
高度，靠腳趾方向約
3 指幅寬，於脛骨的
後側。

② 腳內側踝骨下斜前方，轉
動腳踝時會出現條紋，靠
大拇指邊緣的凹陷處。

按點位置圖
〔右足〕

Wrist
右腕關節痛 2

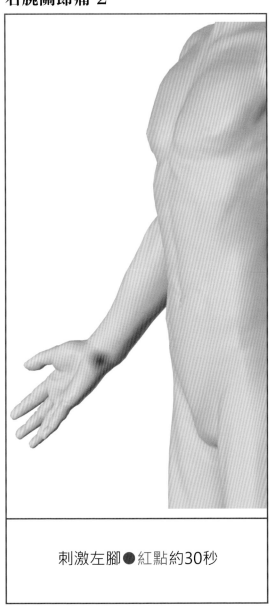

刺激左腳●紅點約30秒

Pressing Point

按壓點　　左足

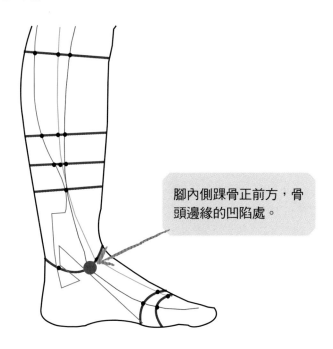

腳內側踝骨正前方，骨頭邊緣的凹陷處。

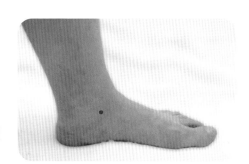

按點位置圖
〔左足〕

Wrist

左腕關節痛 2

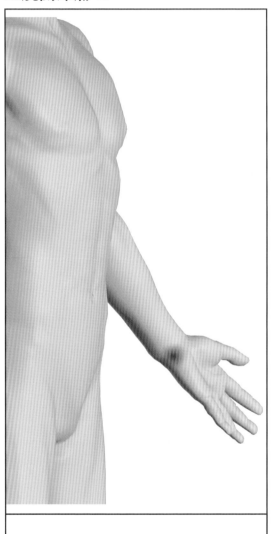

刺激右腳 ●紅點約30秒

Pressing Point
按壓點　右足

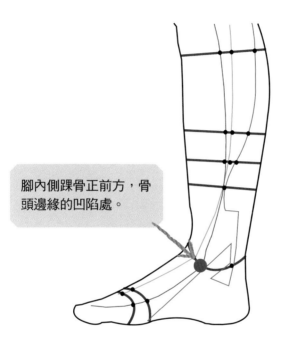

腳內側踝骨正前方，骨頭邊緣的凹陷處。

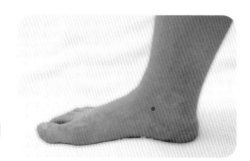

按點位置圖
〔右足〕

Wrist

右腕關節痛 3

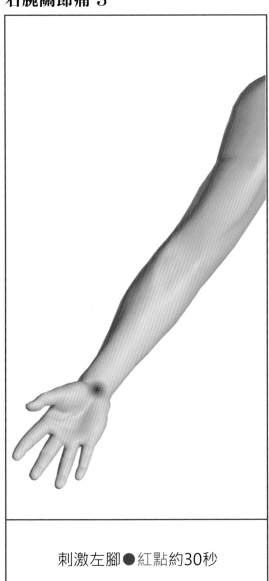

刺激左腳●紅點約30秒

Pressing Point

按壓點　　左足

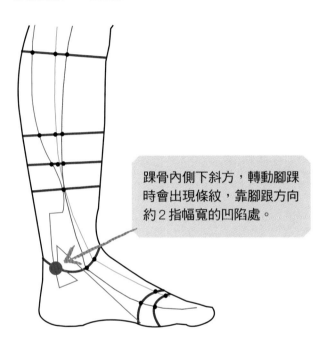

踝骨內側下斜方，轉動腳踝
時會出現條紋，靠腳跟方向
約 2 指幅寬的凹陷處。

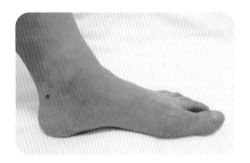

按點位置圖
〔左足〕

Wrist

左腕關節痛 3

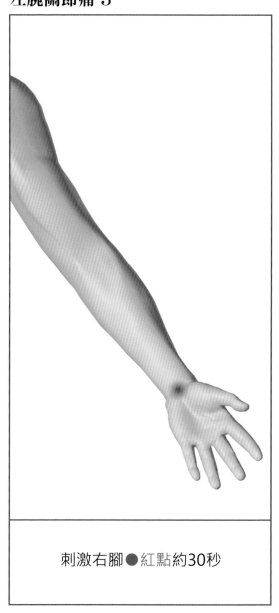

刺激右腳 ●紅點約30秒

Pressing Point
按壓點　　右足

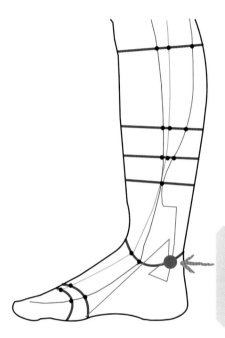

踝骨內側下斜方，轉動
腳踝時會出現條紋，靠
腳跟方向約 2 指幅寬的
凹陷處。

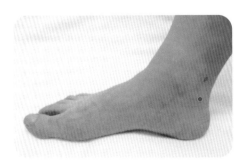

按點位置圖
〔**右足**〕

Wrist
右腕關節痛 4

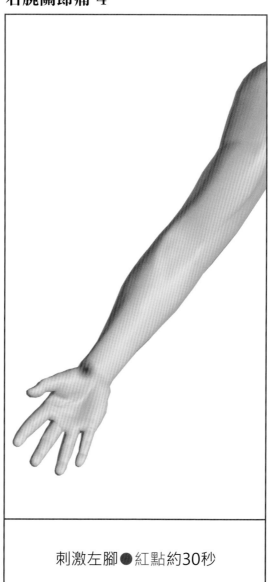

刺激左腳 ●紅點約30秒

Pressing Point

按壓點　　左足

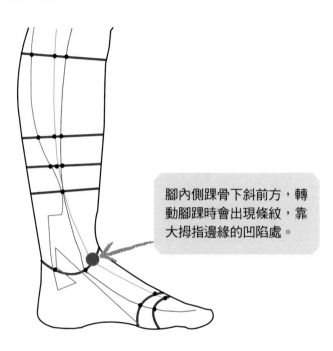

腳內側踝骨下斜前方，轉
動腳踝時會出現條紋，靠
大拇指邊緣的凹陷處。

按點位置圖
〔**左足**〕

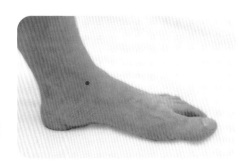

Wrist

左腕關節痛 4

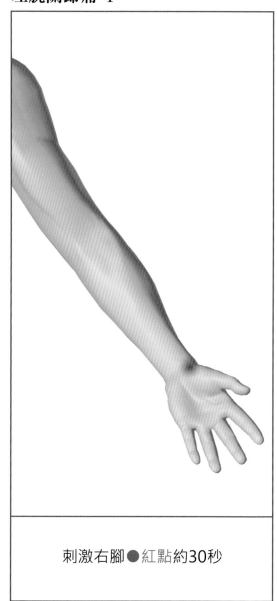

刺激右腳 ●紅點約30秒

Pressing Point
按壓點　右足

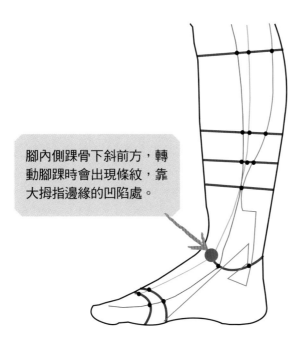

腳內側踝骨下斜前方，轉
動腳踝時會出現條紋，靠
大拇指邊緣的凹陷處。

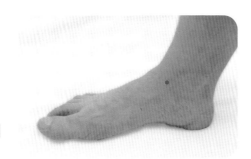

按點位置圖
〔右足〕

Hip Joint
右股關節痛

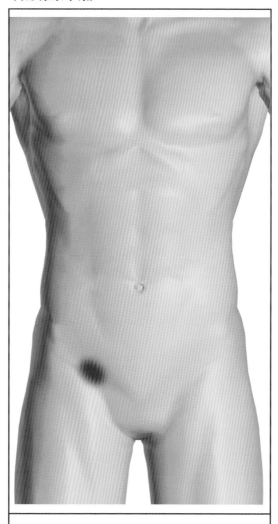

刺激左手●紅點約30秒

Pressing Point

按壓點　左手

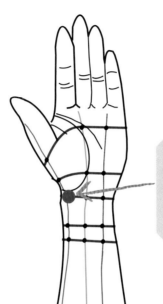

大拇指與食指間，往腕
關節的延長線上，與手
掌、腕關節第一條橫紋
交接點上的凹陷處。

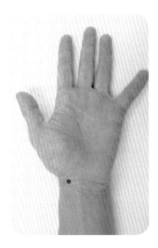

按點位置圖
〔左手〕

Hip Joint
左股關節痛

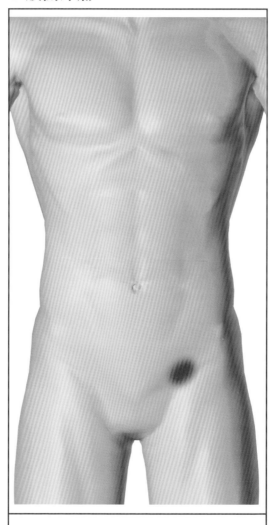

刺激右手●紅點約30秒

Pressing Point

按壓點　右手

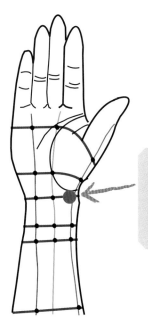

大拇指與食指間，往腕
關節的延長線上，與手
掌、腕關節第一條橫紋
交接點上的凹陷處。

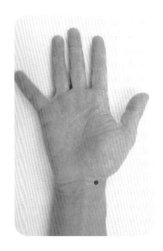

按點位置圖
〔右手〕

127

Knee
膝蓋痛　1（右）

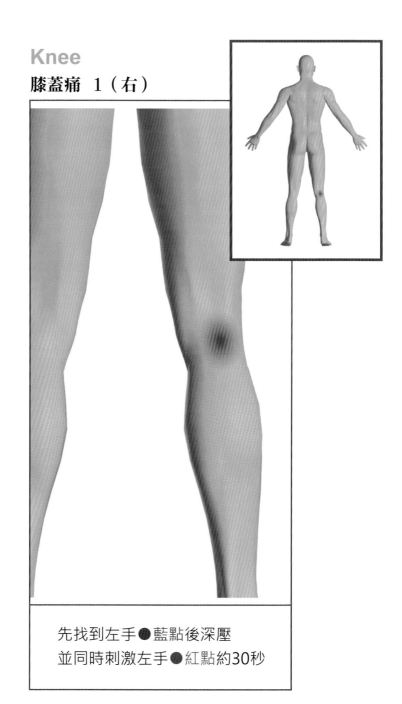

先找到左手●藍點後深壓
並同時刺激左手●紅點約30秒

Pressing Point
按壓點　左手

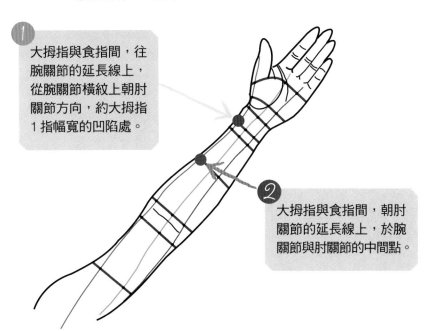

① 大拇指與食指間，往腕關節的延長線上，從腕關節橫紋上朝肘關節方向，約大拇指1指幅寬的凹陷處。

② 大拇指與食指間，朝肘關節的延長線上，於腕關節與肘關節的中間點。

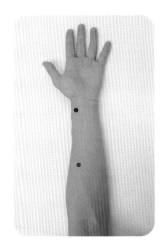

按點位置圖
〔左手〕

Knee

膝蓋痛　1（左）

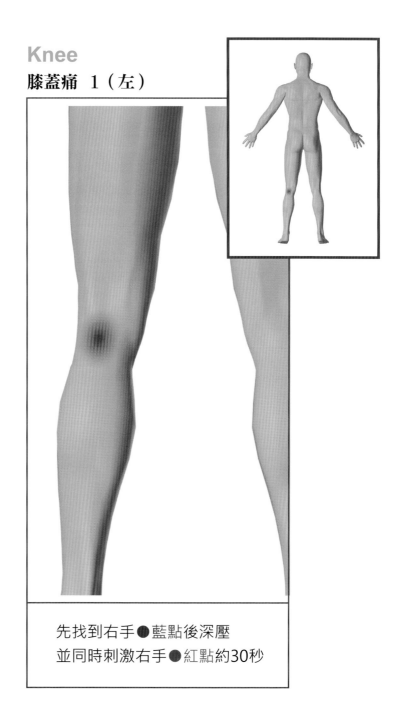

先找到右手●藍點後深壓
並同時刺激右手●紅點約30秒

Pressing Point
按壓點　右手

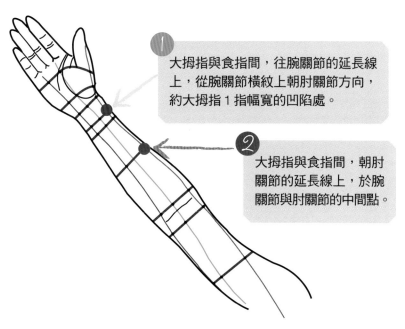

1　大拇指與食指間，往腕關節的延長線上，從腕關節橫紋上朝肘關節方向，約大拇指 1 指幅寬的凹陷處。

2　大拇指與食指間，朝肘關節的延長線上，於腕關節與肘關節的中間點。

按點位置圖
〔右手〕

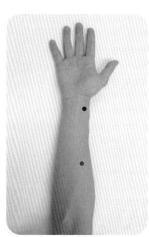

Knee
膝蓋痛 2（右）

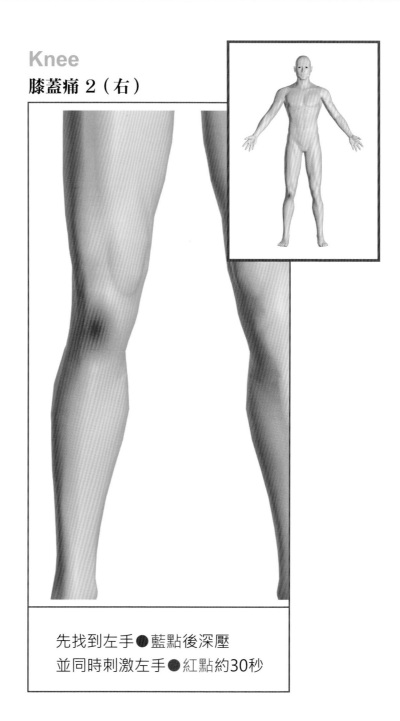

先找到左手●藍點後深壓
並同時刺激左手●紅點約30秒

Pressing Point
按壓點　　左手

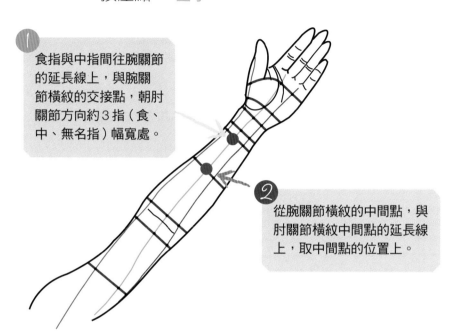

① 食指與中指間往腕關節的延長線上，與腕關節橫紋的交接點，朝肘關節方向約3指（食、中、無名指）幅寬處。

② 從腕關節橫紋的中間點，與肘關節橫紋中間點的延長線上，取中間點的位置上。

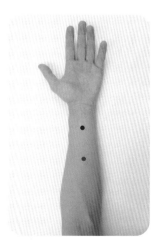

按點位置圖
〔左手〕

Knee
膝蓋痛 2（左）

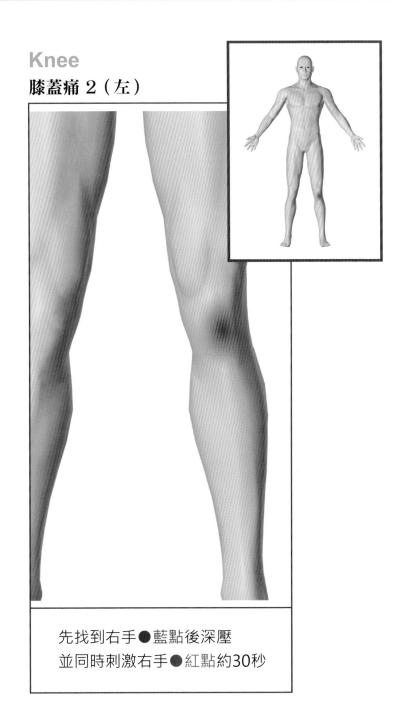

先找到右手●藍點後深壓
並同時刺激右手●紅點約30秒

Pressing Point
按壓點　右手

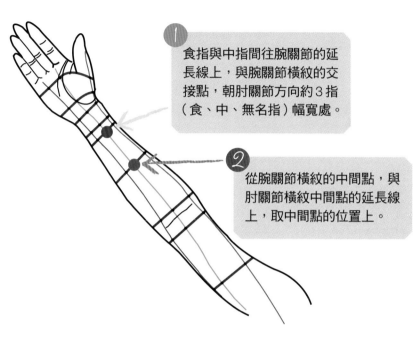

1. 食指與中指間往腕關節的延長線上，與腕關節橫紋的交接點，朝肘關節方向約 3 指（食、中、無名指）幅寬處。

2. 從腕關節橫紋的中間點，與肘關節橫紋中間點的延長線上，取中間點的位置上。

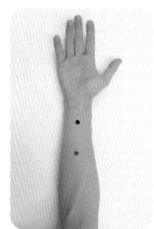

按點位置圖
〔**右手**〕

Knee
膝蓋痛 3（右）

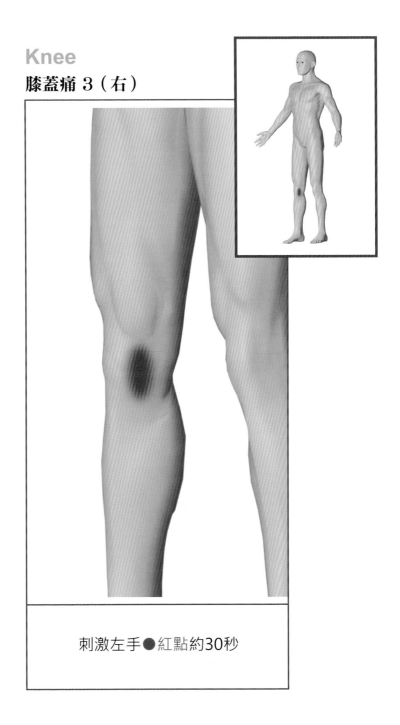

刺激左手●紅點約30秒

足部

Pressing Point
按壓點　左手

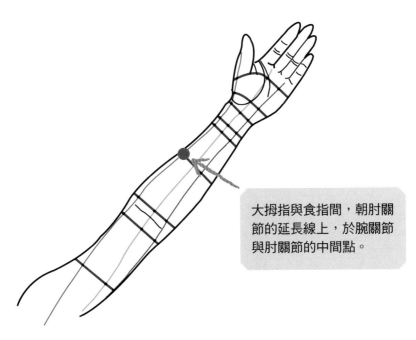

大拇指與食指間，朝肘關節的延長線上，於腕關節與肘關節的中間點。

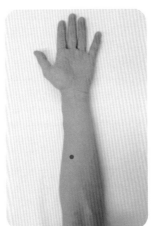

按點位置圖
〔左手〕

Knee
膝蓋痛 3（左）

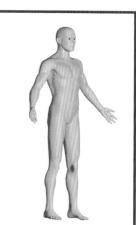

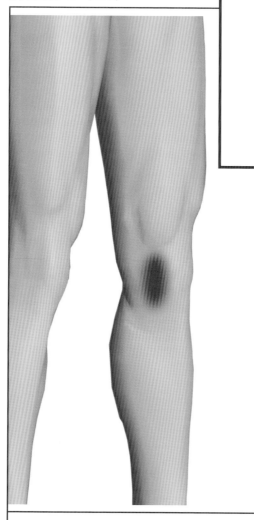

刺激右手●紅點約30秒

Pressing Point
按壓點　右手

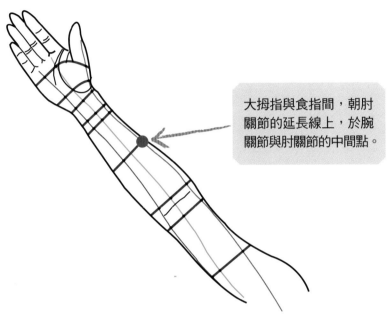

大拇指與食指間，朝肘關節的延長線上，於腕關節與肘關節的中間點。

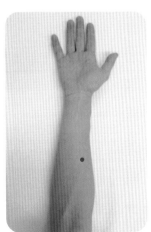

按點位置圖
〔右手〕

Knee

膝蓋痛 4（右）

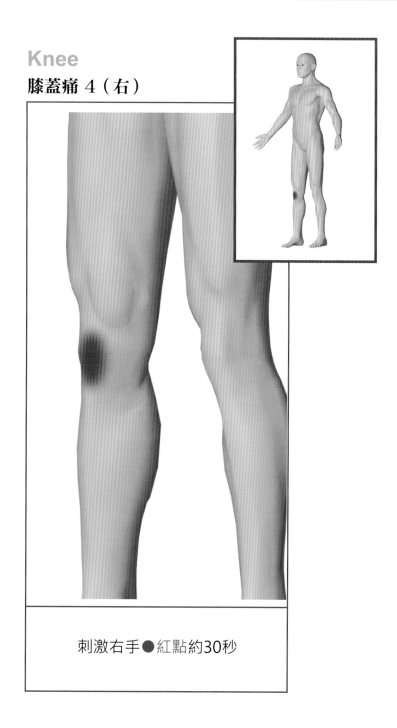

刺激右手●紅點約30秒

Pressing Point
按壓點　右手

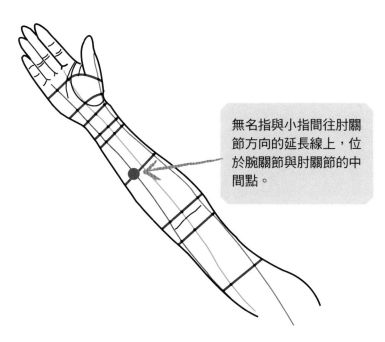

無名指與小指間往肘關
節方向的延長線上，位
於腕關節與肘關節的中
間點。

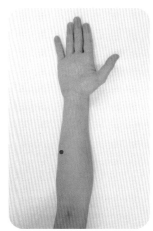

按點位置圖
〔**右手**〕

Knee
膝蓋痛 4（左）

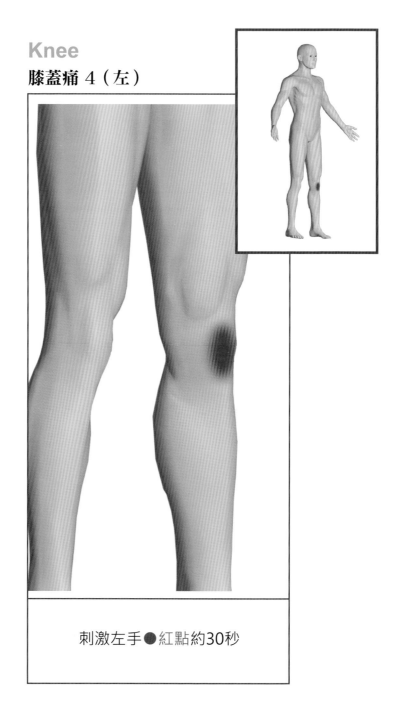

刺激左手●紅點約30秒

Pressing Point

按壓點　左手

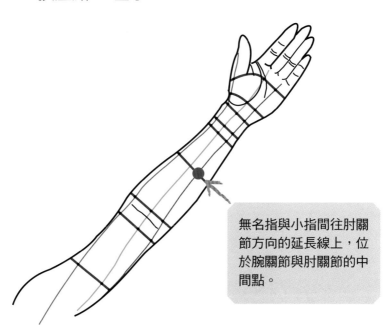

無名指與小指間往肘關節方向的延長線上，位於腕關節與肘關節的中間點。

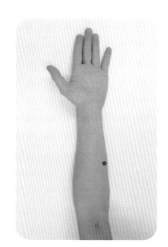

按點位置圖
〔左手〕

Ankle
足踝痛 1（右）

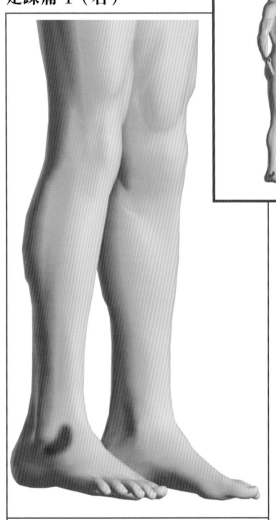

先找到右手●藍點後深壓
並同時刺激右手●紅點約30秒

Pressing Point

按壓點　右手

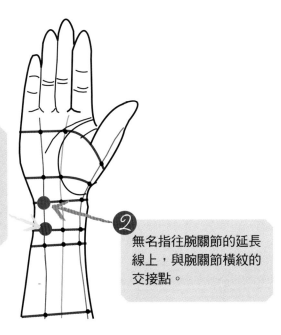

① 無名指與小指間往腕關節的延長線上，與腕關節橫紋的交接點，朝肘關節方向約大拇指 1 指幅寬的凹陷處。

② 無名指往腕關節的延長線上，與腕關節橫紋的交接點。

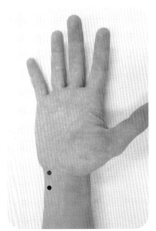

按點位置圖
〔右手〕

Ankle

足踝痛 1（左）

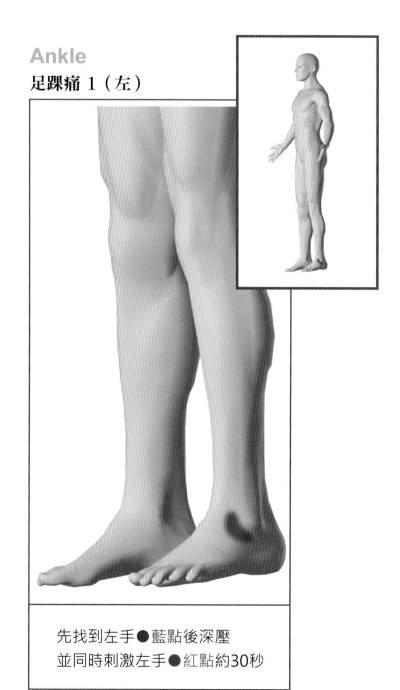

先找到左手●藍點後深壓
並同時刺激左手●紅點約30秒

Pressing Point
按壓點　　左手

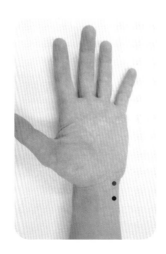

① 無名指與小指間往腕關
節的延長線上，與腕關
節橫紋的交接點，朝肘
關節方向約大拇指 1 指
幅寬的凹陷處。

② 無名指往腕關節的延長
線上，與腕關節橫紋的
交接點。

按點位置圖
〔**左手**〕

147

Ankle

足踝痛 2（右）

先找到左手●藍點後深壓
並同時刺激左手●紅點約30秒

Pressing Point
按壓點　左手

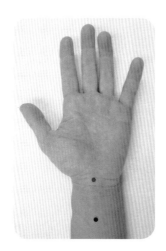

1 食指與中指間往腕關節的延長線上，與腕關節橫紋的交接點，朝肘關節方向約 3 指（食、中、無名指）幅寬處。

2 食指與中指間往腕關節的延長線上，與腕關節橫紋的交接點。

按點位置圖
〔左手〕

Ankle

足踝痛 2（左）

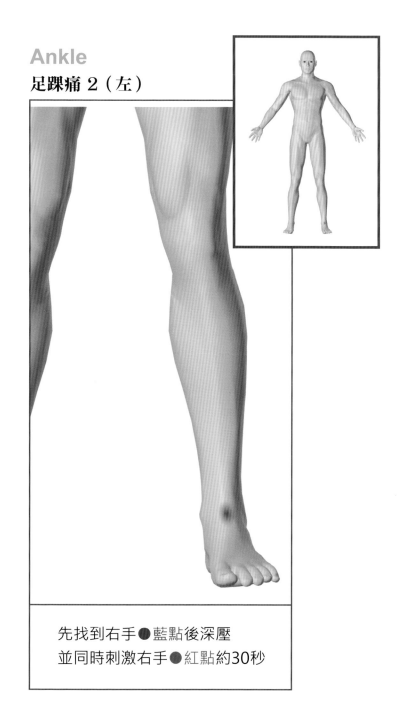

先找到右手●藍點後深壓
並同時刺激右手●紅點約30秒

Pressing Point
按壓點　右手

食指與中指間往腕關節的延長線上，與腕關節橫紋的交接點，朝肘關節方向約3指（食、中、無名指）幅寬處。

食指與中指間往腕關節的延長線上，與腕關節橫紋的交接點。

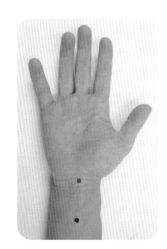

按點位置圖
〔右手〕

Ankle

足踝痛 3（右）

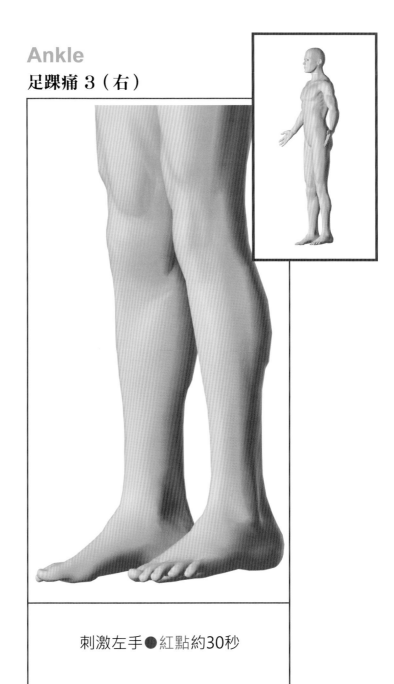

刺激左手●紅點約30秒

Pressing Point
按壓點　　左手

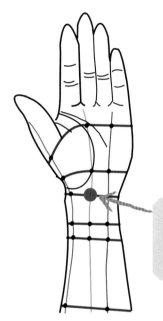

食指與中指間往腕關節
的延長線上，與腕關節
橫紋的交接點。

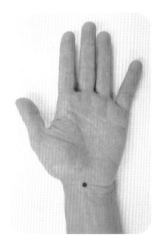

按點位置圖
〔左手〕

153

Ankle
足踝痛 3（左）

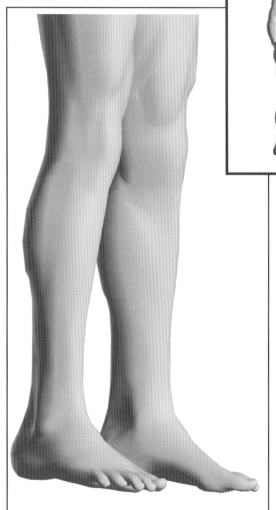

刺激右手●紅點約30秒

Pressing Point
按壓點　右手

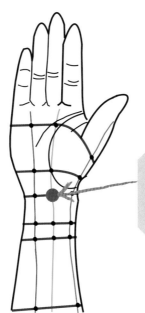

食指與中指間往腕關節
的延長線上，與腕關節
橫紋的交接點。

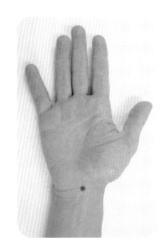

按點位置圖
〔右手〕

Ankle

足踝痛 4（右）

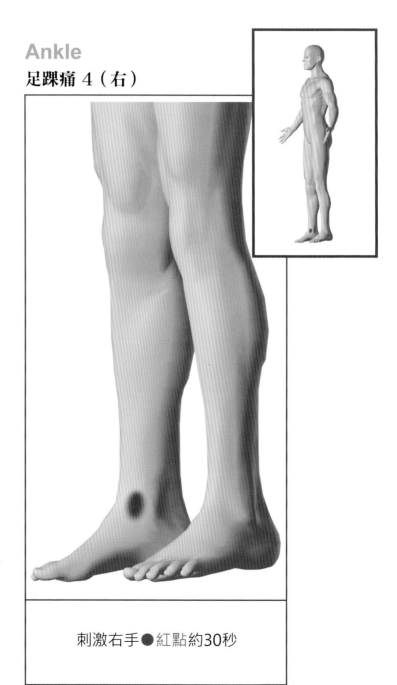

刺激右手●紅點約30秒

Pressing Point

按壓點　右手

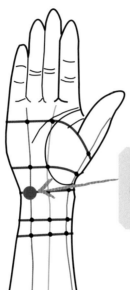

無名指往腕關節的延長
線上，與腕關節橫紋的
交接點。

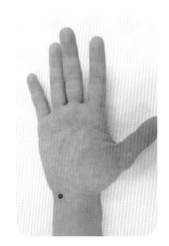

按點位置圖
〔右手〕

Ankle

足踝痛 4（左）

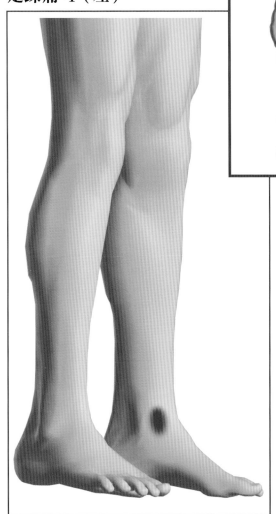

刺激左手●紅點約30秒

Pressing Point
按壓點　　左手

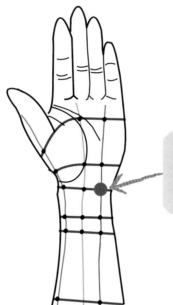

無名指往腕關節的延長
線上，與腕關節橫紋的
交接點。

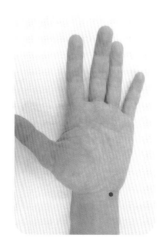

按點位置圖
〔左手〕

Heel
右腳跟痛

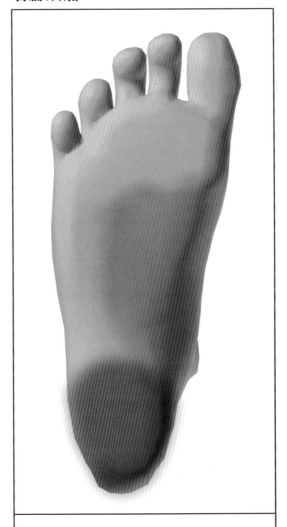

刺激左手●紅點約30秒

Pressing Point
按壓點　左手

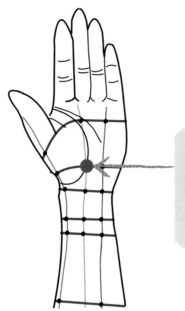

食指與中指間往腕關節
的延長線上，與腕關節
橫紋的交接點，靠大拇
指側往上，約大拇指 1
指幅寬，按壓有壓痛處。

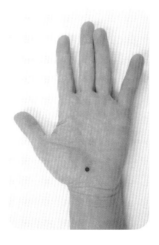

按點位置圖
〔左手〕

Heel
左腳跟痛

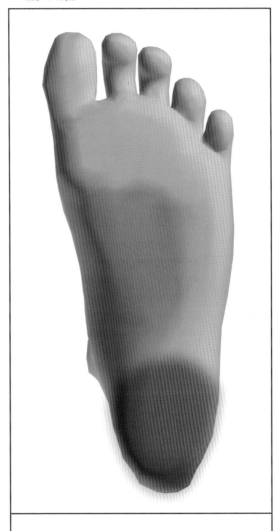

刺激右手●紅點約30秒

Pressing Point
按壓點　右手

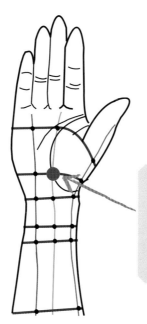

食指與中指間往腕關節
的延長線上，與腕關節
橫紋的交接點，靠大拇
指側往上，約大拇指 1
指幅寬，按壓有壓痛處。

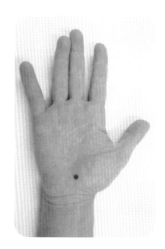

按點位置圖
〔右手〕

Toe
右腳趾痛

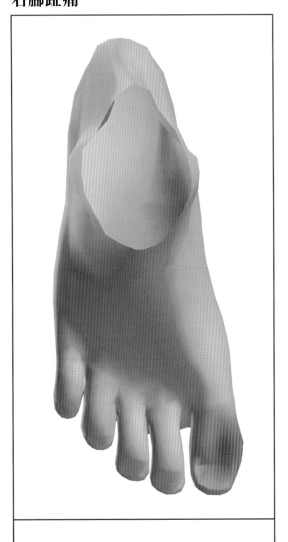

刺激兩手●紅點約30秒

Pressing Point
按壓點

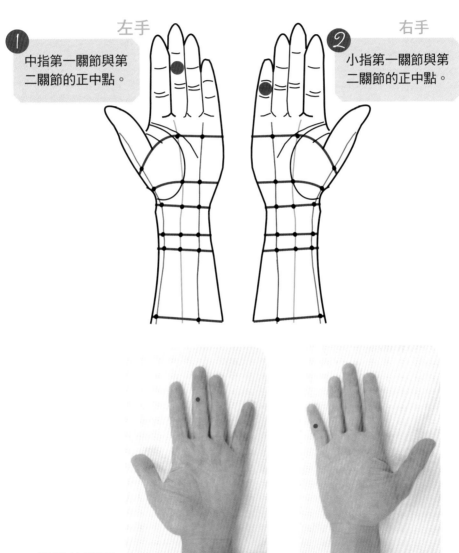

左手　　　　　　　　　　　　　　　右手

1 中指第一關節與第二關節的正中點。

2 小指第一關節與第二關節的正中點。

按點位置圖

Toe
左腳趾痛

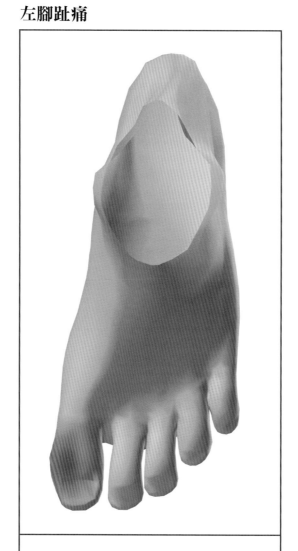

刺激兩手●紅點約30秒

Pressing Point
按壓點

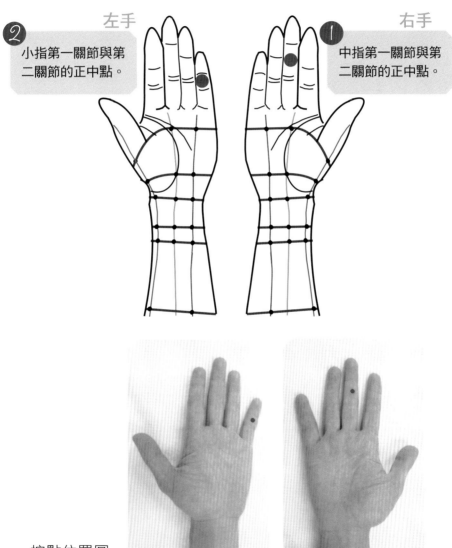

左手

② 小指第一關節與第二關節的正中點。

右手

① 中指第一關節與第二關節的正中點。

按點位置圖

Memo

CHAPTER **2**

9位中西醫師
學習遠絡的感動分享

【西醫師感動分享①】小泉　正弘 (楊瑞銘)

（日本小泉醫院遠絡醫療中心院長）

一位真正成功的醫師

　　我出生於彰化溪湖鎮，在日本已有 37 年了。這期間醫學院畢業、結婚生子，並以骨科醫師在東京開業。內人是小兒科醫師，夫妻兩人在日本行醫也有將近 30 年的歷史。離開台灣多年，很能體會同樣來自台灣的柯尚志醫師在日本身為醫師的辛苦歷程。

　　一般人看我的醫院經營規模，都會說我是個成功的開業醫師，院內有骨科、內科、小兒科、皮膚科等，每天約有 400 位病患掛號門診，在東京都文京區算是一個很具規模的西醫診所。但就目前西醫的醫學理論而言，無法解決的病症問題仍是存在於每一個西醫的醫療單位裡，我想每位西醫師都很清楚，西醫確實有它在疼痛治療上無法突破的瓶頸。

　　初次接觸「遠絡醫學」是在內人頸部痛了兩年，兩人同是醫師卻一直醫不好的情況之下，才嘗試開始瞭解「遠絡醫學」到底是什麼樣的醫學理論，讓這麼多醫師願意花時間學習？於是報名參加遠絡課程，回家後用在治療內人的頸痛，竟然可以瞬間消除，讓我驚訝不已！於是更加認真學習，至

今學到研究班，到成為柯醫師的種子醫師，深深覺得身為醫師能夠好好學習遠絡真的很幸福！

　為什麼會有這種感覺？應該是在病人的身上看到了「原來自己有這個能力」，這是行醫多年沒有的感受。我想每位醫師都有對自己醫術上的自我評估，當你評估出來的價值，是對病人的幫助只有「很會開藥」、「很會打針」、「很能開刀」時，時間久了會懷疑這是一種成就感嗎？幫助病人脫離病苦應該是在病人本身最自然的自癒本能之下解決，才是身為醫師最值得驕傲的能力，醫師的信心來自病人的反應，**對病人來說最基本的需求——「不痛就是一種幸福」；而對醫師而言，我很肯定地認為——「學遠絡用在病人身上真的可以感到非常幸福」**！

　曾回台灣參加「遠絡醫學會國際學術研討會」，很羨慕台灣的醫師們能在自己的家鄉「台灣」學到遠絡，台灣的遠絡醫師們真的學得很好、很徹底。我們都是「遠絡醫師」，無論是在台灣、日本、新加坡、美國等地，我們都應該為病人努力做好「**治療與被治療之間的醫病關係，讓雙方都會感到很安心、很幸福**」，這才是一個真正成功的醫師。

【中醫師感動分享②】周献剛（板橋同仁堂中醫診所院長）

遠絡讓我重新審視
當醫師的責任與價值

　　接觸遠絡醫學到現在已將近 11 年的時間，當初會對遠絡醫學感興趣，就是被「**按壓兩點、疼痛即消**」這句話所吸引，因為每個人一定都有過各種不同的疼痛經驗，有時休息個幾天，疼痛自己會好，有時到處看醫師做治療卻沒改善，如果有一種治療方法，按壓兩點即能消除疼痛，對疼痛的病人來說，真是一大福音，而對醫師來說則是必備的基本醫術，於是我開始了遠絡醫學學習的驚奇之旅。

　　在上完初級班課程時，我真的體驗到「按壓兩點、疼痛即消」的治療效果，有一天早上，診所才剛開診，一位先生手插著腰，身體歪一邊走進來掛號，他說早上一醒來便痛到腰無法挺直，我在他手上選擇了兩點同時一按，不到 30 秒的時間，病人竟然站起來說他的腰痛全好了，我自己都覺得不可思議，看他走進來的疼痛情形，照我以前的治療方法，至少要 2～3 星期才能痊癒，現在竟然 30 秒，就把它治好，我比病人更驚訝，遠絡真是太神奇了。

　　幾天後，我碰上一位小姐，她在7年前動了一個小手術，手術後在傷口縫合部位約有十塊錢硬幣大小的範圍，發生了輕輕一碰觸到皮膚便感覺有幾百根針扎下去的刺痛感，到處看醫師做治療都沒效，我依遠絡所學的理論，在她手上選擇了兩點做按壓，30秒後我叫病人摸摸看她疼痛的部位，結果病人驚訝地告訴我疼痛幾乎減輕80%，可見按壓兩點真的能治療疼痛。

　　當然在上完初級班課程後，我有很多「按壓兩點、疼痛即消」的治療成功案例，也有許多治療無效的例子，成功代表我學的知識是對的，失敗則代表我所學仍有不足，因此我便隨著課程的安排，一步一步的學習，期待能在醫術上更加精進，希望能幫助更多人消除各種疼痛問題，讓所有人都不再受疼痛所困擾。

　　11年來，在遠絡的學習過程中，我從學生變成學長，再升級成講師，我要**感謝遠絡醫學給了我一個新的人生視野，它讓我幫許多曾經痛到想自殺的病人重獲新生，也讓我重新審視當一個醫師所該有的責任和價值。**

【西醫師感動分享③】**許尚文**（遠絡醫學治療指導醫師）

不只是醫學，
而是完全不同的人生啟發！

　　西方有句老諺語：「醫師，你醫治自己吧（Physician, heal thyself）！」，我想把它改成：「醫師，醫治好你所愛之人吧！」我的遠絡學習之路說來有些奇妙，在此分享給有興趣的醫師同道們參考。

　　初聽到「遠絡醫學」是在 2002 年，當時還剛離開醫學中心不久，正沉溺在西方醫學的豐功偉業上，對於遠絡，只覺得不過又是一個經絡按摩的旁門左道。完全沒有興趣！接下來的幾年，在內科界沉浮打滾，卻慢慢的發現，多數的病人就像一個失衡的天平：疾病在天秤的一端不斷的加碼，而醫師能做的，不是去把這些砝碼拿掉，卻是在天秤的另一端不停的加藥，試圖去維持這個平衡，於是人體就像負重彎曲的秤桿一樣，不知道撐到哪一天會斷掉⋯⋯。這西方醫學之路越走越怪，但卻無力回頭。

　　或許是機緣成熟，2012 年底又收到了招生簡章，正想說自己打劍道快 30 年，自己與周遭的劍友們多少都有筋酸骨疼的毛病，好吧！就 Physician, heal thyself！花點錢報

個名，學些基礎，多少幫幫自己。這時卻發生了大事情：最親愛的家人，突然失眠、恐慌、注意力不集中、持續無法消除的倦怠、噁心、腹痛（高級班以上的學長前輩們，看到這麼典型的症例，應該治療法都出來了！）；短短的幾週，一個活蹦亂跳的人就變成了無法吞嚥、持續消瘦、全身無力、一動就喘的棺材瓢子，身爲內科大醫師的我慌了手腳束手無策，所有的抽血、影像檢查都正常，可是人都快死了呀！腦中跑出來的 Differential Diagnosis 從 SLE、MS、Cancer、Anorexia Nervosa、Major Depressive Disorder 甚至連「卡到陰」我都列入了，眞的活生生就是柯醫師說的：「醫師的『無明 + 無知』！」

好在家人命不該絕，在周献剛醫師的協助下，上基礎班當天帶著家人，給柯醫師看看能否死馬當活馬醫。結果我連 Chief complaint 都還來不及開口，柯醫師一眼看到病人就直接說：「這就是XXXX的病，之前會有這樣這樣的症狀，然後會那樣那樣的結果……。」這……我是碰到醫生還是碰到神仙？這醫師難道在我家偷裝攝影機？太神奇了吧！總之，柯醫師只看一眼就馬上診斷出來了，是迷走神經性胰臟炎！蛤？胰臟炎？這內科R1的基本題難不倒我，可是抽血、超音波都正常啊！不管啦，快照著仙醫的指示做吧！NPO + Complete bed rest + 藥物，就在家裡打點滴睡覺，仁心仁術的柯醫師，甚至把遠絡治療的處方都先告訴我，同時也幫我把治病用的傢伙與技術傳遍，於是我成爲遠絡醫學史上，

連基礎班都沒上完，就直接扛著火箭筒上戰場的活寶了。

　　嘿！每天一個半小時的遠絡治療，還真神奇，就這麼幾根棍子壓一壓，雷射光身體照一照，家人的情況居然就逐日好轉。從連喝水都會吐、一起就渾身發軟，慢慢的能吃能喝、能坐能走、睡眠情緒也安定了下來。三月底於尚志塾再給柯醫師親自診療後，家人終於地府除名，從鬼門關前走了回來！這期間柯醫師與大野秘書的持續鼓勵打氣，周献剛醫師、汪志雄教授／周燕燕夫人、藺瑞安醫師、以及黃忠章醫師的細心治療，都讓我感激感動不已；好幾次在病情有變化，忐忑不安、灰心喪志之際，都是各位前輩老師們的鼓勵，才讓我跟家人有繼續活下來的勇氣，遠絡的前輩們真的都是菩薩轉世的仁醫！

　　這麼棒的醫學，我當然要跟上腳步囉！初級班、中級班的課程，聽前輩老師們幽默風趣的解說，讓我終於有點了解每天做的按壓原理何在。這期間也聽聞前輩們再三強調：「遠絡的治療手法，其實中級班上完就會了，可是遠絡真正的精華──如何下診斷，一定要從高級班開始，聽柯醫師親授，才算踏入寶山進入寶門。」很幸運的，我也終於在2014年的第一天，踏入了遠絡之門「高一班」開始挖寶囉！

　　聽了柯醫師上課後，先放下遠絡，光從內科的角度來談，老師不論是臨床思路的清晰、History taking 的詳盡、

Physical examination 的細心、檢查儀器的熟悉、甚至是藥物使用的精準，他根本就是一位受過嚴格training的內科學大師啊！更厲害的是，在傳統西方醫學以外，柯醫師更提出了許多聽都沒聽過的學理：從「下位腦、上位腦」、「天上的九大法則」、「宇宙生成的原理」、「八卦圖的奧秘」、「虛相實相、桃樹桃花」、「圍魏救趙 one point」、「終點設定、成功祕訣」、「五次元的平衡、四次元的閾值」、「相對論與四六法則」……我的天啊！如雷貫耳醍醐灌頂，怎麼會有這麼多從來沒聽過的新奇事物呢？每次的課程都充滿了新鮮與期待，課後反覆重聽錄音更是讓人回味不已思索再三！真的應驗了前輩們說的，遠絡之門果然從高一班才開始！更堅定了我一路繼續下去的決心！有朋友問我：花這些錢學遠絡，你不後悔嗎？我說：「後悔呀！真後悔自己怎麼這麼笨，2002 年沒馬上學，拖到 2013 年才去學，白白讓家人吃苦受罪……。」

　　以催眠醫學聞名的布萊恩・魏斯（Brian Weiss）醫師，他的書中有許多案例都提到了，好幾萬年前的亞特蘭提斯大陸，或是數千年後的未來世界，當時代的醫師們都可以「用心靈的力量改變物質、用發出光波能量的電桿來治療疾病」。的確如此，遠絡醫學一定還有太多的祕密，需要大家一起來探索挖寶，希望有興趣的醫師們，不要猶豫，趕快踏出第一步！它帶給你的，**絕對不只是「醫學」而已，「遠絡醫學」會帶給你完全不同的人生啟發！**

【西醫師感動分享④】**陳炫名**（高雄市弘恩診所院長）

原來治療後的感動
是這麼一回事！

　　從事復健醫療工作已經有 10 幾年了，因為曾經追隨過國際級大師，所以在行醫的過程中自認為不是一位只會與病人哈拉的醫生，對病人的診斷與治療有一定的掌握度。但一路走來內心總是有一些無力感，時間愈久愈感覺到醫師能真正幫助病人的地方實在是有限。但在**接觸遠絡醫學後，彷彿在面前開啟一扇窗，我感覺到自己真正能幫助到病人了。**

　　有人說：「傑克，這真是太神奇了！」假如世界上真的有傑克，我覺得柯尚志醫師真的就是遠絡醫學的「傑克」。而在這段學習遠絡的過程中，我發現治療病人時我也漸漸的變成病人的「傑克」。病人常常在治療之後露出不可思議的表情，彷彿我就是華佗神醫再世。

　　有位 65 歲的阿嬤，她來門診時左側肩膀疼痛，請病人肩膀上舉時，疼痛會加劇，所以只能上舉大約 100 度。而病人說她懷疑她的肩膀疼痛跟腰有關。我聽了之後非常訝異，所以問病人她為什麼會這麼覺得？病人說大約 3 個禮拜前，

在廚房洗菜，當她洗完菜要去拿炒的時候，突然滑倒了，當時她兩手捧著菜盤，所以也沒來得及用手去撐地，當時腰和屁股都痛到不行，後來有到醫院照X光，骨頭沒有問題，治療了一個多禮拜，只剩下腰有些痠，但是在4、5天前，突然在半夜左邊肩膀痛到醒過來，左手也沒辦法動，而這些天他沒拿重物，手也沒受傷，而她平常都是用右手工作，很少用左手，所以阿嬤覺得她左肩膀的痛跟他那次跌倒造成的腰傷有關。我聽完之後直說：「阿嬤妳好厲害，妳真的是診斷正確耶！」她說可是不會好啊，這時旁邊的護理長笑笑說：「阿嬤，陳醫師幫妳治療，等一下就會好了。」阿嬤說：「真的喔？」這時我用一隻手指問阿嬤是不是這裡最痛，阿嬤問我怎麼知道？我說：「因為腰傷造成的肩膀痛都是痛這裡。」阿嬤這時露出欣慰的笑容，好像找到了知音。治療完後，阿嬤原本只能上舉大約100度的肩膀完全舉起來了，而且當下肩膀疼痛也緩解了9成。阿嬤高興的一直說謝謝。而我自己眼眶也泛紅了，我高興的是我又真正幫到了病人，經由病人身上和嘴中，我又再次驗證到遠絡醫學的神奇理論（註）。

另外，學了遠絡之後，目前為止受益最多的應該是自己的家人和朋友。有一位朋友的媽媽因為腰椎脊椎滑脫而時常腰痛，行走一段距離後就必須要休息，甚至煮飯時都需要坐著才能炒菜，用遠絡治療兩次之後居然能到田裡種菜。另一位朋友因為暈車而吐到全身虛弱，經過遠絡治療後馬上又

成為一尾活龍。一位罹患急性肝炎的朋友，已經一個多月晚上都無法入睡，經過一次遠絡治療之後，當天晚上就可以入睡，治療一個多星期之後不正常的肝指數下降一半。自己的叔叔腦瘤開刀之後，原本右上肢肌力只有 1–2 分，經過一次遠絡治療之後，肌力就可以進步到抗地心引力約 3 分。一位長達 30 年遭受帶狀皰疹後神經痛折磨的病人，在經過一次遠絡治療之後，他居然眼眶泛紅，我問他怎麼了？他說我是他找的第 25 個醫師，也是唯一一個能幫他減輕痛苦的醫師。原來**「遠絡醫學」會讓病人熱淚盈眶地感激醫師，也會使醫者本有的善念在醫病關係中自然流露，是否遠絡醫學的真正價值就在於回到人與人之間的最原點——人文關懷**。原來治療後的感動是這麼一回事！

　　上述這些案例都是遠絡的效果，我相信這樣的病例一定會愈來愈多。在這裡我真的要感謝這位真正神奇的傑克——柯尚志醫師，是柯醫師讓我在醫師這個角色上更能發揮，我真的是衷心感激！

註　醫師解說：

　　這位病人是典型腰椎 L45 脊髓炎症所造成的肩膀痛。病人左肩無法上舉是因為劇烈疼痛造成，而不是肩關節囊沾黏所造成，所以疼痛消除後，病人肩膀即可上舉，若肩關節有沾黏，則要加做肩關節牽拉的運動治療。

【西醫師感動分享⑤】陳建富（台中陳建富內科診所院長）

異次元醫學，戰勝不可能！

從小立志習醫的我總以為 7 年醫科畢業後，當上醫生就能瞭解疾病的原理，行醫救人。在教學醫院拼命的學習治病，從住院醫師、總醫師、主治大夫、科主任、到內科部長乃至到基層醫療開業，轉眼之間已經過了二十年。這期間主持了各式各樣的醫學會議以及教學活動，看起來似乎是所謂的權威醫師，對醫學也似乎無所不知。

事實並非如此，即使身為教學醫院的主任，對於門診病人反覆的病痛及其原因卻是一無所知，更何況療癒的對策。針對內科常見的頭痛、肩頸酸痛、胸悶、胃食道逆流、腸燥症、腹痛。教學醫院的方式就是不斷的檢查心導管、胃鏡、腸鏡、X光、電腦斷層等等。檢查出來真正能符合其症狀而有明確對策者，其比率卻相當的低。患者當然反覆的就醫，醫師卻束手無策。最常用的方法就是止痛藥或只做症狀控制，藥物一停症狀馬上就出來。

然而我**接觸到了遠絡醫學四次元五次元的統合醫學觀念，面對患者的疾痛有了全新的視野。往往與患者短暫的接觸就知道其病因與治療方針。最簡單的就是偏頭痛，以前就**

是打針吃止痛藥，吃到胃痛再治胃痛。現在只要用剪枝法按壓手指，患者急痛馬上消除。當然高階處治是治療中樞頸椎督脈。另外我有患者因壓力過大，出國一定要帶消炎類固醇針劑請隨身護理人員打針。手肘痛到拿手機都困難。我用中樞療法治療腰部後，手痛當場消掉七成。

　　最難忘的案例是我的至親，腹部子宮腺肌症合併大型巧克力囊腫，血尿加上卵巢癌指數上升到 100 多。我緊張並難過的好久。經過高段的中樞任督的治療以及相對應的補瀉手法，第一天腹部的膨脹感就消了一半，到了第二個月，月經伴隨的血尿也消失。每月月經前後腹脹悶痛數天的情況，也剩下到第一天會疼痛。然而，這些病症在大型教學醫院是常常認為沒有辦法治療的，但目前用遠絡療法的成果也是之前無法想像的。

【西醫師感動分享⑥】黃明德（台南市立醫院復健科醫師）

遠絡的一小步，
改變了疾病治療的一大步！

自從學習柯醫師的遠絡療法，才知道治療疾病可以不必服藥不必打針，**只要按壓身體上某些經絡的特定對應點，就可以消除很多身體上不舒服的症狀**。很神奇！沒有親身體驗是很難讓人相信的。

真正踏入遠絡的殿堂，是在遠絡高級班學習之後，在此之前，只是偶而運用遠絡療法來處理患者一些疼痛的問題，把遠絡療法看成是一種新的知識而已，直到用「遠絡療法」治癒了我媽媽的巴金森氏症，才開始真正運用遠絡療法來處理患者的各種疑難症狀，這才讓我驚奇遠絡療法的奧妙。

我媽媽為了治療巴金森氏症，服用西藥有三年半之久，但症狀改善不明顯，卻有不少服藥後的副作用，因為現代醫學的醫師也無法改善這種情況，就要我媽媽暫時停止服藥。我是在這情況下才開始使用遠絡療法（上位腦萬能方+d點），希望把媽媽的症狀治好，經過一星期3次，大概40次左右的治療，我的媽媽走路變得輕快、說話清亮大聲、說

話時臉上有表情、也有笑容，又回復到以前和藹可親的模樣了。

以前柯老師有教導過巴金森氏症（Parkinsonism）用遠絡療法是可以治療好的，但遠絡療法目前仍然只能稍微改善巴金森氏病（Parkinson disease）的症狀而已。我心裡一直對此存疑。很幸運的，我媽媽的症狀，柯老師歸類於巴金森氏症（Parkinsonism）而不是巴金森氏病（Parkinson disease）患者，且後來又複製這個方法也治好了另外 2 個巴金森氏症（Parkinsonism）患者，但無論如何，總是給巴金森氏患者帶來了一線希望。

另一案例是三十多歲男性，腰脊椎腫瘤手術後，造成沒有便意的便祕，手術後有近半年是藉甘油球灌腸來通大便，我用柯老師教導的理論和遠絡療法，經過 20 次的治療，病患也恢復了正常排便功能。感謝遠絡療法，真是功德無量！

遠絡療法好像是天上掉下來送給現今醫師們的禮物，感謝柯醫師不藏私的教導，**好好學習遠絡療法，可以幫助更多的患者，也更可以讓柯老師的愛心繼續傳播下去！**

【西醫師感動分享⑦】**楊錦江**（高雄市立小港醫院整形外科醫師）

我的退休生涯第二專長——
遠絡醫學

我，楊錦江，曾任高雄醫學院整形外科醫師，已退休5年多，很慶幸搭上去年遠絡醫學CS證照列車，正值八八「蘇迪勒」颱風來襲夜，突然接到一通Line的訊息及電話，自稱李xx，之前有做過遠絡治療，問我現是否還有在做否？原來是位坐骨神經壓迫的病人（需拿拐杖支撐），再幾天就要出國前往瑞士10天，但近日急性發作，循以往模式（針灸、復健、體外震波……等）都緩不濟急，當下盡速就診，30分鐘的遠絡治療，當場改善8成病痛，並囑咐病人可能須追加療程，效果才能持續。

回想一年前大約此時此刻，同事學弟林醫師的19歲獨生兒在佳洛水衝浪後「軟腳」，肚臍以下麻痺，下半身癱瘓（衝浪者脊髓病變）。因緣際會，我從7月8日到8月22日為止，一個半月在高醫病房持續加班，給林小弟遠絡治療（病人也很辛苦，高壓氧、針灸、復健三餐照操），後續追蹤已能自行走路。我確信遠絡醫學適時成功的扮演了幕後功臣，在此誠摯感謝張安雄和陳豐源兩位學長的指教。

　　五年來，我在高醫學弟郭院長的骨科／復健科門診上班，就像是學以致用一樣，局部按點近萬例（免費，DIY），5分鐘內大致都能當下緩解病患復健前的症狀（肩頸腰痛），並得到的回饋：好厲害、真神奇、很感恩……。當然按點壓痛、無法忍受白目怒視也有（無緣？）。常見中小學生運動傷害足踝扭傷，一拐一拐走進來，治療後馬上面有笑容走出診間，連我自己也覺得很高興能帶給他們幸福。

　　不打針，不吃藥，不碰觸疼痛點，沒有副作用（三不一沒有）是遠絡醫學治病的指導方針，惜因健保不給付，病患須自費（數百至數千元不等）而無法普及。然而醫療人員甚至願意投資上百萬元的學費（學術智慧財產專利權），實在是不可告人的祕密，完全是靠愛心熱忱的背後推手。

　　相對於醫療人員的專精化，遠絡「平民化」造福社會大眾是柯醫師的另一心願，我們這群先鋒子弟兵願能助一臂之力，共勉之。

【西醫師感動分享⑧】**鄭發興**（永潔牙醫診所醫師）

「無知」與「終點設定」

在一個偶然的機緣下看到遠絡的招生簡章，開始時覺得好奇又懷疑，姑且去聽聽看。會中聽到柯醫師的演講及示範，不得不心感佩服。尤其是對「終點設定」的例子有感同身受。

事實上對「終點設定」的概念，我相信大家都知道，但如何能夠達到目標，也有很多方法及見解，最主要在於決心與恆心，這個道理大家也知道，可是要如何去執行則不容易。因為人難免會想到「為什麼」及「怎麼去做」才能達到目標──「終點設定」。

但當柯醫師說到「無知」的時候更是一語道破，無論我們做任何事情，我們總是逃脫不了就是會想、會問「為什麼」？因為怎樣……，所以怎樣……，及「怎麼去做」才會達成目標，就是沒有思考線路，就會用「直覺」跟「經驗」的行為行動，或者就會有「為什麼」及「怎麼去做」的觀念表現。

無論醫師與病患必須將「無知」先去掉，才會達成「終

點設定」；**當醫師的「終點設定」，就是決心把病醫好，能夠多服務病患，相對地病患要有「終點設定」，就是配合醫生把病治好**，不要去想「爲什麼」我會得這個病，不用去問醫生「怎麼去做」，**只要能互信就能達到目標，早日恢復健康。**

　　上完基礎班後，啓蒙導師是黃明德、王莉蓉、周献剛、張安雄、張國樑……等學長（我應該稱學長爲老師，但柯醫師認爲以學長稱呼叫好，或許就是更親切）；於是我就設定「終點設定」——希望能夠與學長們一樣成爲CS（治療指導醫），過程中除萬難（時間與金錢），當然能夠得到太太的支持最重要，我沒有考慮過「爲什麼」及「怎麼去做」，一心只想達成目標，終於完成了。

　　柯醫師以滑雪的例子說明「終點設定」，只要去掉「無知」就會達成，我們想要能夠達到「終點設定」只能不要去想「爲什麼」及「怎麼去做」，就能夠一舉成功。因爲當想到「爲什麼」及「怎麼去做」時就會猶豫，自然不能一鼓作氣。人生中會遇到很多目標只是殊途同歸，就是要「終點設定」，只要不去想，只要去做自然能夠去掉無知，自然能夠達成「終點設定」。「終點設定」—— 本來就是這個樣子。

【中醫師感動分享⑨】黎曜輝（新加坡百川醫療中心中醫師）

奇蹟背後的邏輯

　　諸葛亮借東風以弱勝強，打敗了強大的曹軍，造就了三國平分天下的結局。這段三國演義的故事家喻戶曉，大家也知道這是因為諸葛亮對宇宙天地氣候變化規律的掌握，並善於利用的結果。

　　而人體也是一個宇宙，其中疾病出現在人體的變化也有其一定的規律，就如氣候在宇宙天地的變化一樣，有其獨特固定的變化規律，故常言道：「千變萬化，萬變不離其宗。」換句話說，若能掌握變化的規律，就能把千變萬化與無常的奇蹟，瞬間變成正常而科學的邏輯。

　　遠絡柯氏醫學與療法，就是在認識了疾病變化規律的科學邏輯上，研發出其醫學理論，因此遠絡按點圖譜的面世，無疑是廣大群眾的福音，讀者不但可以借助本書開始對遠絡療法有粗淺的入門認識，更能按照圖譜的按點自我療癒，達到小病小痛不靠醫師或服藥的好處，在健康上轉被動為主動。

　　因為對學習疾病變化規律的嚮往，至今學習遠絡醫學已

有 8 年，在臨床上更是經常體驗到奇蹟背後的邏輯，無常背後的正常，人體疾病在緣、因、果的微妙關係中演化，在領悟其中心法並運用在日常生活與工作中時，不但事半功倍，心靈自然更祥和，身體自然更健康，家庭也必然更幸福快樂了，希望廣大讀者可以珍惜這一個「奇蹟背後的邏輯」。

台灣遠絡醫學會

10553　台北市松山區南京東路 4 段 164 號 3 樓之 1
Tel：(02)2578-3578　Fax：(02)2578-4188
E-mail：tmacmt950506@gmail.com　URL：www.tmacmt.com

台灣遠絡醫學團隊

北區			中、南區		
姓名	診所／科別	電話	姓名	診所／科別	電話
黃忠章	尚志塾遠絡診所	02-2577-1925	蔡漢祥	正中華中醫診所	037-688-219
汪志雄	宏恩綜合醫院	02-2771-3161	鄭發興	永潔牙醫診所	037-468058
郜萃華	文化中醫診所	02-2587-1855	楊文卿	芳生診所	04-2372-4177
黃熾陞	漢醫堂中醫診所	02-2882-7798	趙德澂	信澄中醫診所	04-2406-8663
陳建志	創興診所	02-2709-3600	陳建富	陳建富內科診所	04-2255-2098
謝伯欣	博馨診所	02-8787-4911	陳貞余	員林何醫院	04-834-3838
黃士峰	日明耀聯合診所	02-2361-1190	林炯淇	彰化林外科診所	04-722-3963
王莉蓉	日明耀聯合診所	02-2361-1190	黃明德	台南市立醫院	06-260-9926
周献剛	板橋同仁堂中醫診所	02-2958-9000	卓耀裘	卓耳鼻喉科診所	06-585-0101
梁敬業	懷諾診所	02-2250-0207	吳明強	吳明強診所	06-683-2685
王威鈞	王威鈞婦產科診所	02-8921-1136	陳炫名	弘恩診所	07-380-5094
張安雄	公祥醫院	02-2621-7637	陳豐源	陳豐源耳鼻喉科診所	07-387-0120
張國樑	張國樑診所	02-2273-9989	王慶楓	快安診所	07-389-5420
林承昌	明仁診所	03-475-5813	楊錦江	高雄市立小港醫院	0912-982-188
海　外					
黎曜輝	百川醫療有限公司（新加坡）		駱毅生	仁康綜合醫務（香港）	
蕭誼娟	芯語中醫診療所（新加坡)		謝錦利	金皇中醫骨傷診療所（新加坡）	
李蕙伶	李永芬中醫診療所（新加坡）				

日本遠絡統合　療研究所

812-0882　福岡市博多区麦野 5-6-3
Tel：092-588-5284　Fax：092-588-6201
E-mail：kido@spc-group.co.jp　URL：en-rac.com

日本遠絡醫學團隊

渡辺実千雄	佐藤清美	島野晃雄	馬越信行	國井達雄
小泉正弘	磯光圀	赤岡史子	下鄉富士男	伊東浩司
竹田淑恵	小泉眞理子	金秀成	小田原健一	大和竜規
髙江量子	髙橋幾京	山本和男	日野篤	寺木啓祐
久米守	申偉秀	中村通夫	小山茂智	中村文則
加藤剛	酒匂秀文	太田又夫	須藤和義	赤星雄希
大門望	澀谷年英	柳井谷深志	志野友義	松岡幸蔵

悅讀健康HD3123X

【全彩應用圖解】常用局部疼痛關鍵按點全書 ｜暢銷珍藏版｜

作　　　者／柯尚志
選　　　書／林小鈴
責任編輯／梁瀞文

行銷經理／王維君
業務經理／羅越華
總 編 輯／林小鈴
發 行 人／何飛鵬
出　　　版／原水文化
　　　　　　台北市民生東路二段141號8樓
　　　　　　電話：（02）2500-7008　傳真：（02）2502-7676
　　　　　　網址：http://citeh2o.pixnet.net/blog E-mail：H2O@cite.com.tw
發　　　行／英屬蓋曼群島商家庭傳媒股份有限公司城邦分公司
　　　　　　台北市中山區民生東路二段141號2樓
　　　　　　書虫客服服務專線：02-25007718；25007719
　　　　　　24小時傳真專線：02-25001990；25001991
　　　　　　服務時間：週一至週五9:30～12:00；13:30～17:00
　　　　　　讀者服務信箱E-mail：service@readingclub.com.tw
劃撥帳號／19863813；戶名：書虫股份有限公司
香港發行／香港灣仔駱克道193號東超商業中心1樓
　　　　　　電話：852-25086231　傳真：852-25789337
　　　　　　電郵：hkcite@biznetvigator.com
馬新發行／城邦（馬新）出版集團
　　　　　　41, Jalan Radin Anum, Bandar Baru Sri Petaling,
　　　　　　57000 Kuala Lumpur, Malaysia.
　　　　　　電話：603-9057-8822　傳真：603-9057-6622
　　　　　　電郵：cite@cite.com.my

封面設計／鄭子瑀
內頁設計／邱介惠、鄭子瑀
印　　　刷／卡樂彩色製版印刷有限公司

初　　　版／2015年10月15日
初版7刷／2019年6月25日
暢銷珍藏版2.5刷／2023年12月18日
定　　　價／500元
ＩＳＢＮ／978-986-5853-82-2

國家圖書館出版品預行編目(CIP)資料

(全彩應用圖解)常用局部疼痛關鍵按點
全書 / 柯尚志著. -- 初版. -- 臺北市：原
水文化出版：家庭傳媒城邦分公司發行,
2015.10
　　面；　公分. -- (悅讀健康系列; HD3123)

ISBN 978-986-5853-82-2(精裝)

1.疼痛醫學

415.942　　　　　　　　　　　　104019711

城邦讀書花園
www.cite.com.tw